ビジネスパーソンのための折れないメンタルのつくり方

相場 聖
SATORU AIBA

Discover

はじめに

さて早速ですが、この本を手に取っていただいたみなさんに質問です。
「私は心が強い！」
自信を持って、こう言えますか？

ほとんどの人が、答えは「ＮＯ」だったのではないでしょうか？

結論から言うと、それでまったく問題はないのです。なぜなら、人間は誰しも弱い部分を持ち合わせているものなのですから。「自分は精神的に強い！」と自信を持って言える人は、ほんの一握りでしょう。

では、自分の心の強さは、生まれ持った状態のまま一生変わることはないのでしょうか？　それとも、やり方次第で、自分の心を強くすることは可能なのでしょうか……？

答えは、「ＹＥＳ。変えられる」です。

心は、自分で強くすることができます。**心の強さ、すなわち「メンタルタフネス」と言われるものは、自分の思考をちょっと変えたり、自分のちょっとした行動次第で、強くすることが可能なのです。**もちろん先天的な心の強さというものはありますが、後天的に自分の心の強さを変えていくことはできるのです。

私はこれまで、個人心理と組織心理の専門家として、さまざまな人々と接してきました。企業内心理カウンセラーとして多くの個人に接し、今現在はコンサルタント講師として、多くの企業や地方自治体などの組織に関わっています。

働く人々のメンタルケアをはじめとして、モチベーションの向上や、組織のチームビルディング、組織活性化など、年間を通して数多くの人々に接しており、これまでに個別対応の現場や、研修や講演などの集合教育、コンサルティングの現場などで、5万人以上の人々を支援してきています。そして、その中でいつも強く感じることが1つあるのです。

それは、**「心の強さ**（メンタルタフネス度）**と、仕事のパフォーマンスは、大きく関係している」**ということです。

経営者から管理職、一般社員まで、さまざまな人々と接していると、その中でも仕事に関して高い成果を上げている、ハイパフォーマンスな人々が見受けられます。そんな人々とコミュニケーションをとっていると一様に感じるのが、「メンタルタフネス度が高い」、つまり、折れないメンタルをもっているということです。

メンタルタフネス度が高いとは、「自分の感情を上手にコントロールしている」「何か大きなストレスがあってもそれに耐えられる」「物事を柔軟にとらえ、柔軟に対応している」「自分自身でモチベーションを意図的に高めることができている」ということです。そして、「自分なりのセルフコントロール術を持ち合わせている」といったことも重要です。

もちろん、自身のメンタルタフネス度を高めることだけで、仕事に関するすべての問題解決ができるわけではありません。

しかし、会社員であっても個人のスキルやパフォーマンスが重視されるようになった今、自分の心を自分でケアし、仕事に対するモチベーションを高く保っておくことは、できるビジネスパーソンとして必須のスキルになりつつあります。

そこで本書では、読者のみなさんに次の3つのメリットを提供したいと考えています。

❶ 自分の心を強くするヒントをつかむ

❷ 自分なりのメンタルタフネス・スキル（心の強さを高めるための方法）を見つける

❸ 心を強くすることにより、仕事のパフォーマンスを高める

本書では、折れないメンタルをつくるためのさまざまな方法をご紹介していきますが、私が最も意識したのは、**「みなさんが日常生活で実践できるような方法」**であるということです。

既にご存知の情報もあれば、初めて目にするものもあると思います。既に知っている知識は再確認として、新たな知識はできるだけ自身の仕事や生活に落とし込んで考えながらそれぞれ、読み進めていただければと思います。

本書は、個別のスキルや考え方を詳細に解説するものではなく、広く「ストレスをコントロールする」という考え方に触れることを目的としています。その中でみなさんに何かしらの自分なりのヒントをつかんでいただきたいと考えています。

ぜひ、何か1つでもよいので、本書の中からご自身に合いそうな方法を実践してみてください。そして、続けて習慣にしてください。

最初は小さな変化でも、やがては自分自身の大きな力になります。

本書を読み終えた時、少しの自信と少しの勇気が、読者のみなさんの心に芽生えていれば、これほど嬉しいことはありません。

CONTENTS

第2部 実践編

Part 3 自分自身を理解しよう！ タイプ分けテスト

Part 4 折れないメンタルをつくる 27の方法

本書は、2014年2月発売の『図解 結果を出す人がやっている ストレスを味方につける方法！』をハンディサイズ版として全面改訂し、制作されたものです。

第1部

考え方編

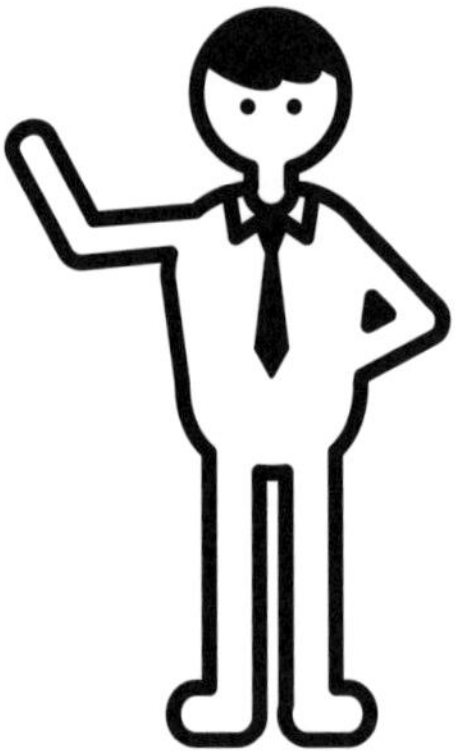

Part 1

ストレスを
乗り越えられる人と
乗り越えられない人の違い

ある日突然襲った変調……。ストレスに押しつぶされたAさん

入社5年目のAさんは、仕事にも慣れ、ようやく自分の意見を聞き入れてもらえるようになり、仕事が楽しくなってきたところです。

最近、部署の中で1人欠員が出てしまい、さらに業務が多忙になりましたが、**「仕方ない」**とあきらめ、毎日残業続きの生活を送っていました。ストレスがたまっていると感じてはいましたが、あまり気にせず、休日に寝ることだけが唯一の癒しでした。

そんな中、大口の契約が決まりそうになり、取引先で最後のプレゼンを行うことになりました。**「これは絶対に失敗できない。もし失敗したら、僕の人生は終わりだ」**という気持ちで、当日のプレゼンに臨んだAさん。

プレゼンの前はとても緊張していましたが、「これは絶対に失敗できないんだ。絶対にとらなきゃいけないんだ」と自分に言い聞かせ、本番に臨みました。

ところが、Aさんは緊張のあまり、いつものようにしゃべれなくなってしまい、大事なポイントをことごとく伝え忘れてしまいました。

そして結果は……。

後日、取引先から連絡があり、「今回は申し訳ないが、他社でいかせてもらうよ」とのこと。

Aさんは、自分を責めました。**「自分のせいで受注できなかった。僕はダメな人間だ。会社にとって役立たずの人材だ……」**

仕事中も家に帰ってからも、ネガティブなことばかりを常に考えてしまうようになり、夜はほとんど眠れない状態が続きました。

そして、突然その日はやってきました。

Aさんがいつものように、目覚まし時計を止め布団から起き上がろうとすると、体が動かないのです。会社に行かなきゃ、と思うのに、体が言うことをきかない……。その日は、「風邪で体調が悪いので休みます」と会社に連絡を入れました。

次の日もAさんは会社を休みました。「風邪が治らないので休ませてください」。

それから1週間、Aさんは風邪という理由で会社を休み続けます。

さらに次の週、Aさんは無断欠勤をしました。上司が何度電話をしても出ない。次の日も続いた無断欠勤に、おかしいと感じた上司が、Aさんの先輩社員を伴って、自宅を訪ねてみると……。

そこには、無精ひげを生やし、髪はボサボサな状態で、うつろな目でぼ〜っと一点を見つめて座っているAさんの変わり果てた姿があったのでした……。

仕事を成功に導いた！厳しい状況を乗り越えたBさん

同じく入社5年目のBさんは、仕事にも慣れ、ようやく自分の意見を聞き入れてもらえるようになり、仕事が楽しくなってきたところです。

最近、部署の中で1人欠員が出てしまい、さらに業務が多忙になりましたが、**「今が、がんばり時だ」**と考えるようにして、毎日残業続きの生活を送っていました。ストレスがたまってきていると自分でも感じていたので、平日会社から帰ると、好きな音楽を聴きながら湯船につかることで、なるべくその日の疲れをとり、リフレッシュできるように心掛けていました。

そんな中、大口の契約が決まりそうになり、取引先で最後のプレゼンを行うことに。**「これは自分にとって、とてもいい経験だ。お客様に、うちの製品のよさをどうしたら伝えられるだろう？」**と全力で考えながら、当日取引先でのプレゼンに臨みました。

プレゼンの前はとても緊張していたので、普段から実践している深呼吸をたっぷり行い、リラックスしてから本番に臨みました。

プレゼンでは、伝えたいことは、ほぼ伝えることができたものの、「ベストは尽くした。でも、もっと伝わるやり方はなかったかな？」という反省もありました。

しかし、全力でやりきったことについては、「がんばった。よくやった」と、自分を褒めてあげたのです。

そして結果は……。

後日、取引先から連絡があり、「今回は申し訳ないが、他社でいかせてもらうよ」との回答でした。

Bさんはとても残念に感じ、「自分がダメだったからだろうか？」と思いかけましたが、ネガティブに考えても何も始まらないと考え直し、意識的に前向きにとらえるようにしたのです。

「やれることはすべてやった。きっと今回は、他社の製品のほうが要望にマッチしていたんだろう。またチャンスは必ず来る。次は絶対に受注してやるぞ」

それからもBさんは、多忙な中でも、毎日のリラックスとリフレッシュを心がけ、次のプレゼンのチャンスを心待ちにしていました。

そして、チャンスはやってきました。前回と同じ取引先から、さらに大きな契約案件が巡ってきたのです。もちろん他社とのコンペです。

前回同様、本番前になるべくリラックスし、プレゼンに臨んだBさん。

そして結果は……。

「今回は御社でいかせてもらうよ。実にわかりやすいプレゼンだったからね」

できるビジネスパーソンは、自分の心をコントロールしている！

目の前に大きな壁や障害が立ちふさがった時、乗り越えられる人と、乗り越えられない人がいるのは、なぜでしょうか？

その理由は、次の2つのポイントにしぼられます。

❶「メンタルタフネス＝心の強さ」があるか？

❷「自分の心を強くしたり、よい状態を保つための方法」を持っているか。そして、それを実践しているか？

先ほどのAさんとBさんの例で言うと、Aさんは、ストレスに押しつぶされてしまったケースです。そしてBさんは、ストレスを力に変え、厳しい状況を乗り越え、成果を上げていったケースでした。

同じような状況でも、2人にはとても大きな差が生まれてしまいました。ではいったい、2人の何が違ったのでしょうか？

読者のみなさんもおわかりのように、Aさんに比べBさんは、普段から自分の心を意識的にコントロールしていました。たとえば、残業続きの平日帰宅後の2人の過ごし方はまったく違いました。「仕方ない」と、自分のストレスに無頓着なAさんに対し、Bさんは、好きな音楽を聴きながら湯船につかるという自分なりのリフレッシュ方法を持ち、実践していたのです。

仕事でもプライベートでも、誰にでもストレスやプレッシャーがかかる状況があります。仕事では特に、「失敗できない」「やるしかない」という場面を乗り越えてこそ、成長できるのです。

そのような状況の中で、ストレスに押しつぶされてしまうか、それともその状況を乗り越え、結果を出していくかは、その人の心の強さ、つまり自分の心をコントロールできるかどうかにかかっているのです。

できるビジネスパーソンとは、自分の心を自分自身でコントロールし、たくさんの壁を乗り越え成長してきた人なのです。

ただし、最初から心が強くなくても大丈夫です。先ほども述べたように、大切なことは、**「自分の心を強くする方法を知っていること」**、そして**「普段から実践していること」**です。

その方法とは、Bさんがプレゼンの前にした「緊張した時はゆっくり深呼吸をする」などのように、日常生活での本当にちょっとした意識や行動なのです。それは意識的に行っている場合もあれば、無意識な場合もあります。ぜひ、自分に合うリラックス法を見つけて、自分なりのやり方で、実践してみましょう。

AさんとBさん、どこが違った？

ストレス
失敗できない／やるしかないプレゼン

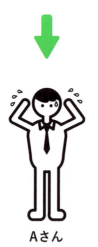

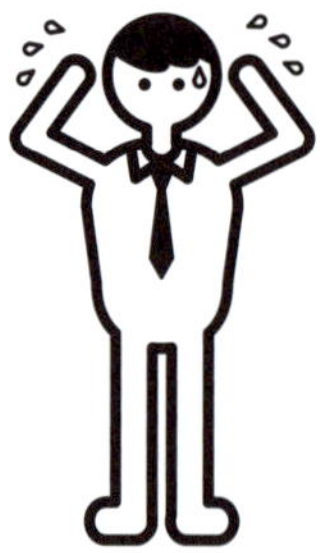

Aさん

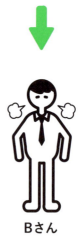

ストレスを感じても、特に何もしなかった

・ストレスがたまっても「仕方ない」と何もしない
・プレゼン前に自らプレッシャーをかけて追いつめる

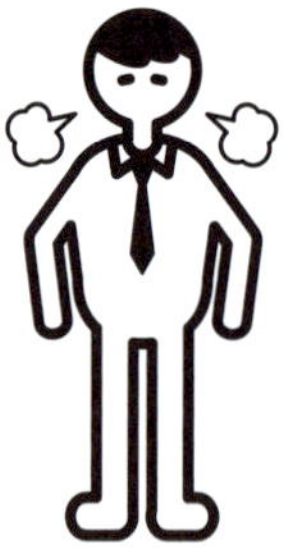

Bさん

普段から、自分の心を意識的にコントロールしていた

・平日は好きな音楽を聴いて、お風呂でリフレッシュ
・プレゼン前は、深呼吸で自分を落ち着かせる

ストレスを乗り越えられる人、乗り越えられない人

壁を乗り越えられるかどうかのポイント

1 「メンタルタフネス＝心の強さ」
があるか？

2 「自分の心を強くしたり、
よい状態を保つための方法」
を持っているか。
そして、それを実践しているか？

「ストレス」って　いったい何？

「ストレスがたまっていると思う人は手を挙げてください」。ストレスマネジメントやメンタルタフネスについての講義で、こう言うと、ほとんどの人の手が挙がります。程度の差はあれ、「ストレス」の存在を感じている人が多いことがわかります。

では、私たちは、どんなことによって、ストレスを感じるのでしょう？

ストレスを引き起こす可能性のあることを、**「ストレッサー（＝刺激）」**と言い、そのストレッサーは、**「ライフイベント（人生における衝撃的な単発の出来事）」**と、**「ライフストレス（日常生活の小さな出来事）」**の２つに大別されます。

「ライフイベント」とは、たとえば、「肉親の死」や「天災」「大きなケガや病気」「解雇」などといった喪失体験。「入学」「結婚」「仕事の昇格」などの慶事。

特に注目してほしいのが慶事です。喪失体験がストレスを引き起こす可能性が高いのはおわかりだと思います。しかし、**慶事のような一般的におめでたいと言われるようなことも、実は「ストレッサー」として気をつけるべき点なのです。**

以前私が支援しているクライアント先でこんなことがありました。ある若手の社員の男女が、社内結婚をしました。お互いの仕事もよく理解していたので、尊重し

私たちは何にストレスを感じるのか？

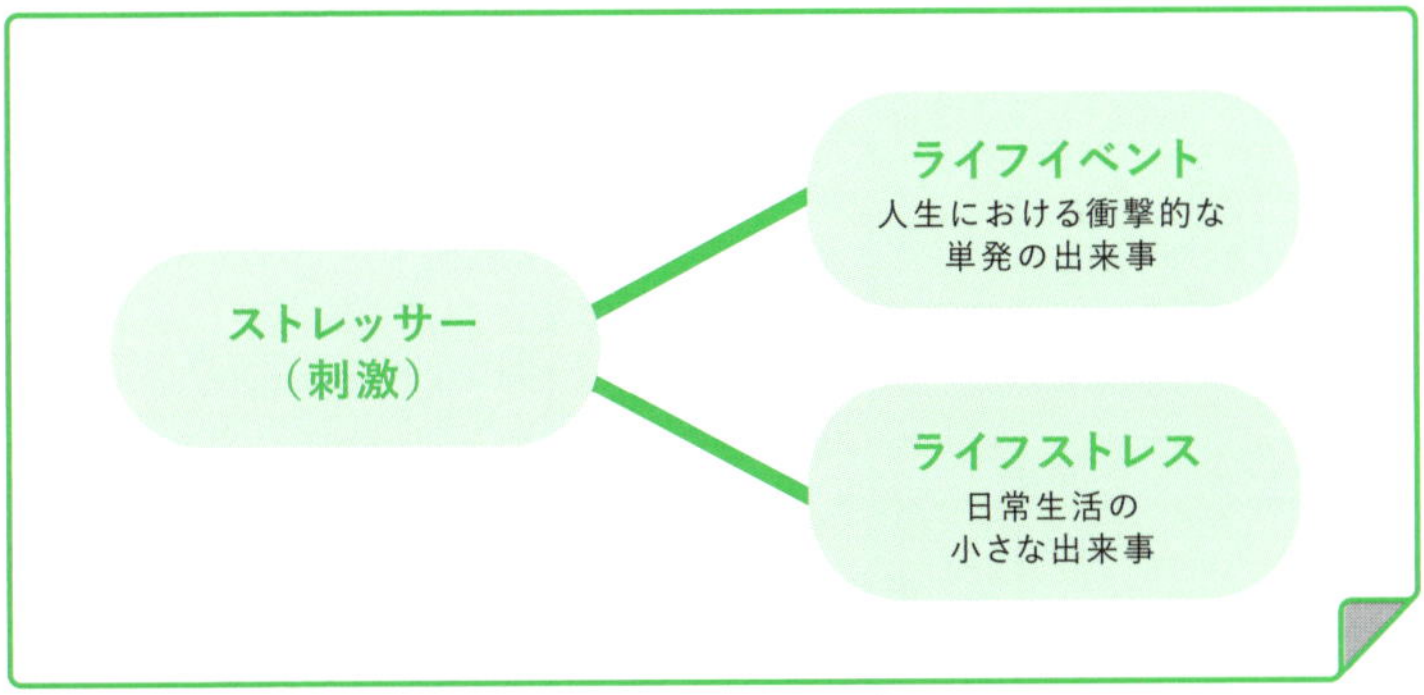

合っていると周囲からも評判のカップルでした。

ところが、結婚から3ヵ月後、なんと夫婦そろってほぼ同時期に、うつ病の診断書を提出し休職してしまったのでした。

無事復職後、本人たちに直接聞いたところ、順調な生活のはずだったのに、しばらくすると、最初は妻、すぐ後に夫と、2人ともゆううつ感に悩まされるようになったそうです。

「仕事も結婚生活も充実していると思っていたのに……。自分たちにも、理由がさっぱりわかりませんでした」

しかし、復職を果たした今、当時を振り返ってみると、こう感じるそうです。

「急激な環境の変化に対して、実は2人ともいっぱいいっぱいになっていて、見えないところでお互いストレスが蓄積されていたんだ

ストレスを引き起こす出来事

順位	ストレッサー	点数
1	配偶者の死	83
2	会社の倒産	74
3	親族の死	73
4	離婚	72
5	夫婦の別居	67
6	会社を変わる	64
7	自分の病気や怪我	62
8	多忙による心身の疲労	62
9	300万円以上の借金	61
10	仕事上のミス	61
11	転職	61
12	単身赴任	60
13	左遷	60
14	家族の健康や行動の大きな変化	59
15	会社の建て直し	59
16	友人の死	59
17	会社が吸収合併される	59
18	収入の減少	58
19	人事異動	58
20	労働条件の大きな変化	55
21	配置転換	54
22	同僚との人間関係	53
23	法律的トラブル	52
24	300万円以下の借金	51
25	上司とのトラブル	51
26	抜てきに伴う配置転換	51
27	息子や娘が家を離れる	50
28	結婚	50
29	性的問題・障害	49
30	夫婦げんか	48
31	新しい家族が増える	47
32	睡眠時間の大きな変化	47
33	同僚とのトラブル	47
34	引っ越し	47
35	住宅ローン	47
36	子どもの受験勉強	46
37	妊娠	44
38	顧客との人間関係	44
39	仕事のペース、活動の減少	44
40	定年退職	44
41	部下とのトラブル	43
42	仕事に打ち込む	43
43	住宅環境の大きな変化	42
44	課員が減る	42
45	社会活動の大きな変化	42
46	職場のOA化	42
47	団らんする家族メンバーの大きな変化	41
48	子どもが新しい学校に変わる	41
49	軽度の法律違反	41
50	同僚の昇進・昇格	40
51	技術革新の進歩	40
52	仕事のペース、活動の増加	40
53	自分の昇進・昇格	40
54	妻(夫)が仕事を辞める	38
55	職場関係者に仕事の予算がつかない	38
56	自己の習慣の大きな変化	38
57	個人的成功	38
58	妻(夫)が仕事を始める	38
59	食習慣の大きな変化	37
60	レクリエーションの減少	37
61	職場関係者に仕事の予算がつく	35
62	長期休暇	35
63	課員が増える	32
64	レクリエーションの増加	28
65	収入の増加	25

ストレス点数の評価

過去1年以内に体験したストレス点数の合計点	翌年に健康障害が生じる危険性
150点未満	30%
150から299点	50%
300点以上	80%以上

1967年にアメリカの精神科医Thomas Holmes と Richard Raheによって発表された「Holmes and Rahe stress scale」を基に、大阪樟蔭女子大学大学院人間科学研究科教授の夏目誠氏がホームズの“尺度”を日本的に改良し、調査・研究した資料。

と思います」

他にも、人事異動で希望の部署に配属されてすぐにメンタル疾患で休職してしまった人や、昇格して管理職になった辞令が出た次の日から会社に行けなくなってしまったという人も、実は数多く見てきています。

ぜひ覚えておいてください。**私たちは、よいことであったとしても、とかく「変化」に弱い生き物なのです。**

「ストレスの度合い」と「ストレス反応」には個人差がある

私たちが感じるストレスの度合いは、次のように表されます。**「物事のとらえ方・受け止め方」×「環境」。**つまり、私たちが感じるストレスの強さは、「それぞれの物事のとらえ方・受け止め方」と「置かれた環境」が掛け合わさったものなのです。

「環境」がストレスに大きな影響を及ぼすことは、理解しやすいと思います。自由で和気あいあいとした職場と、ノルマが厳しく常に結果を求められる職場では、感じるストレスの度合いがまったく違うことでしょう。

ただ、同じ環境にいても、ある人はストレスを強く感じ、ある人はあまり感じないということが多々あります。これはそもそも、その環境をストレスととらえるか、ストレスととらえないかは、個人の物事のとらえ方に影響されるからなのです。

ですから、「どのようなことをストレスと感じるのか」「どれくらいのストレスと感じるのか」は1人1人異なるのです。

そして、ストレスを感じた時の反応は次の4つの形で表れます。

❶ **情動的反応：不安感・焦燥感・抑うつ状態など**

❷ **認知的反応：集中力低下・記憶障害・知覚障害など**

❸ **行動的反応：飲酒・喫煙・常習遅刻・常習欠勤など**

④ 生理的反応：頭痛・肩こり・循環器・消化器・自律神経・内分泌などの反応

これらの反応も、次の2つの要因によって変化します。

① 性格要因（性格傾向・対処能力）
② 環境要因（職場環境・対人関係、家族）

ここで「性格要因」となっているのは、「その人の物事のとらえ方・受け止め方」と同じです。つまり、どういうことかというと、**ストレスに対しての反応も、起こった出来事に対する個人の「とらえ方・受け止め方」によって、大きく変わってくるのです。**同じ出来事が同時に2人の人に起こったとしても、同じストレス反応を示すとは限りません。同じ高ストレスの職場環境にいても、ひどい頭痛に悩まされる人、酒量が増える人、うつ状態になる人など、人によってさまざまな反応を表します。むしろ、同じストレス反応はないのです。似た反応を示したとしても、各人によって微妙な違いがあります。

物事のとらえ方・受け止め方は、本当に千差万別です。100人いたら100通りのとらえ方・受け止め方が存在するのです。

「どんな出来事に」「どのくらい強く」
ストレスを感じ、「どのような反応を示すのか」は、
2つの要因に影響される。

物事のとらえ方・受け止め方
（性格傾向、対処能力）

×

環境
（職場環境、対人関係、家族）

↓

POINT 同じ環境にいても、
人によってストレスの強さも反応も違う

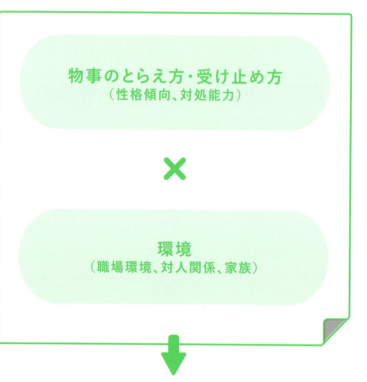

ストレスは、「物事のとらえ方」×「環境」で決まる

1 同じ環境にいても、「どのくらい強くストレスを感じるか」は、個人によって異なる

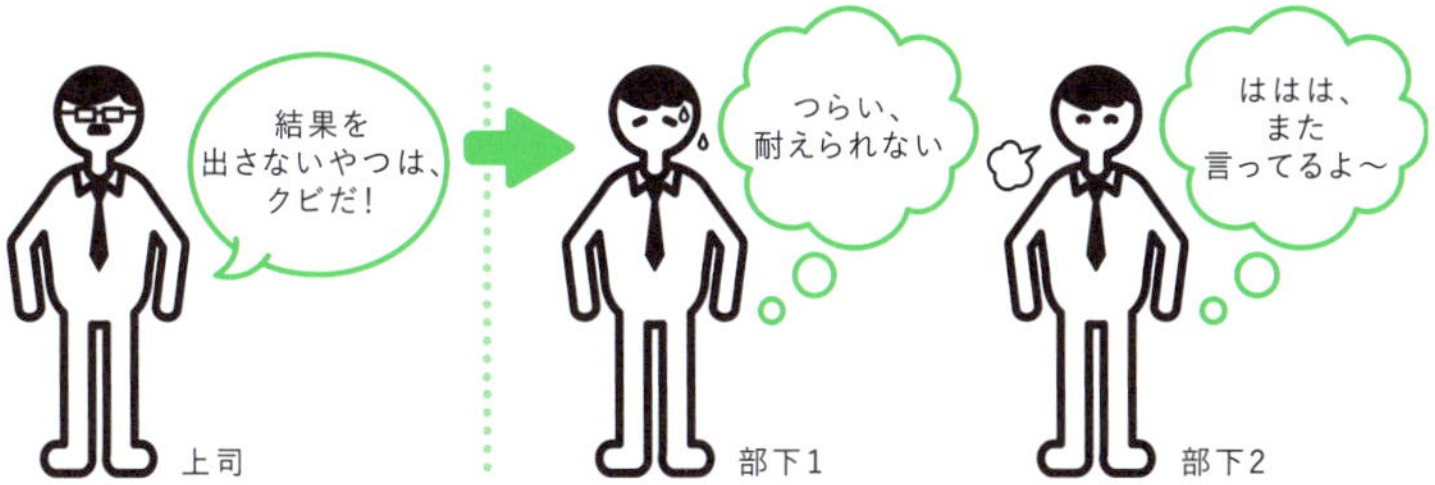
結果を
出さないやつは、
クビだ！
つらい、
耐えられない
ははは、
また
言ってるよ～
上司
部下1
部下2

2 同じ環境にいても、「どのようなストレス反応をするか」は、個人によって異なる

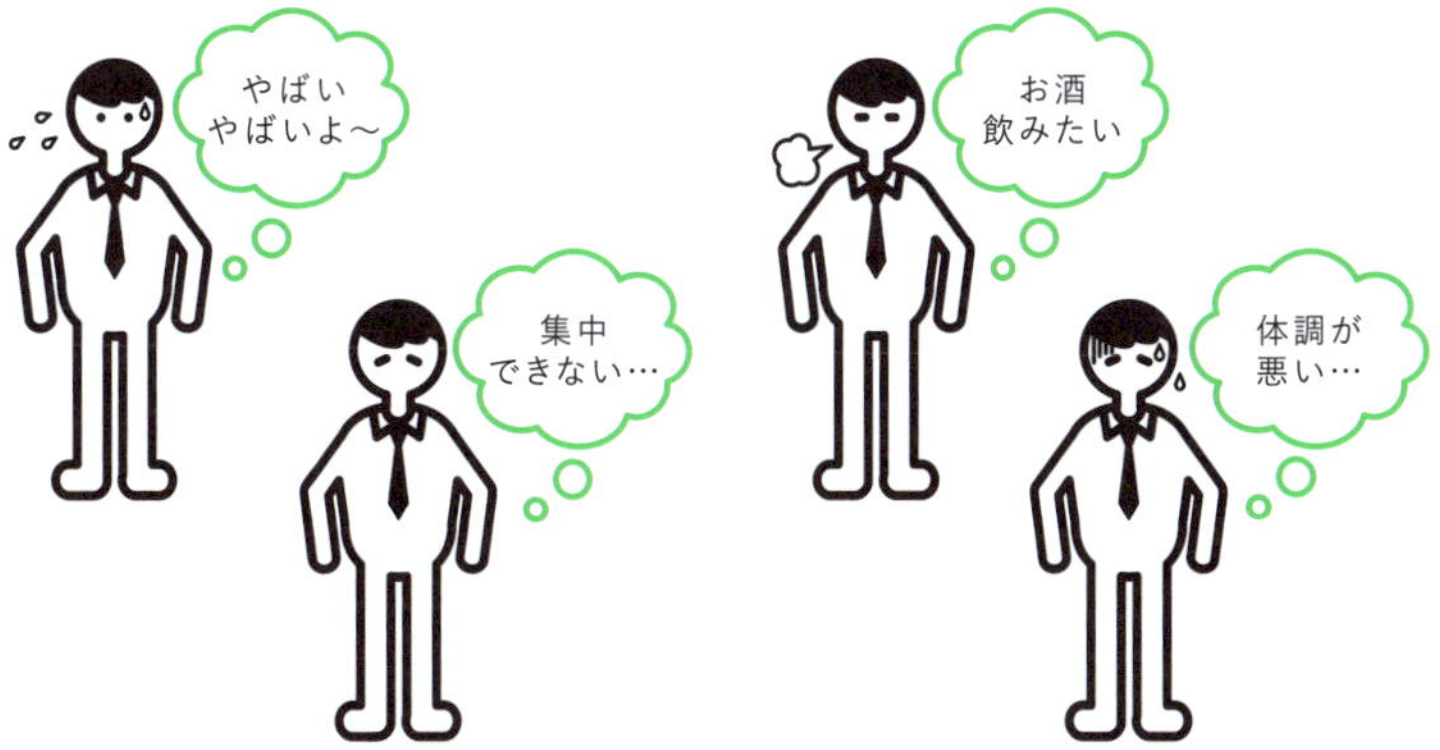
やばい
やばいよ～
集中
できない…
お酒
飲みたい
体調が
悪い…

どうすれば、メンタルタフネスを高められるのか？

前項で、**ストレスの度合い＝「物事のとらえ方・受け止め方」×「環境」**だとお話しししました。ではなぜ、人によって「物事のとらえ方・受け止め方」が違うのでしょうか？

それには、これまでその人が生きてきた、「環境」や「関わった人」「過去の体験」が大きく影響してきます。また、今現在「身を置いている環境」「接している人」「現在の体験」も同様に影響してきます。

自分の身を置く環境や、関わる人、体験によって、出来事に対するとらえ方や受け止め方に、個人差が出てくるのです。ポジティブな気持ちになれる環境で、ポジティブな考えの人と接し、成功体験を積んでくれれば、人はおのずとポジティブなとらえ方・受け止め方をするようになるでしょう。

では、出来事のとらえ方や受け止め方を、今から意識的に変えることはできるのでしょうか？

答えは、「ＹＥＳ！」です。**起こった出来事に対するとらえ方をポジティブに変えることは、今からでも十分可能なのです。**普段のちょっとした意識や行動によって「とらえ方／受け止め方」を変え、仕事や生活に劇的な変化を起こした人々を私もたくさん見てきました。

私自身も、学生時代はネガティブに考える傾向を持っていましたが、とらえ方を変える意識を持ち、地道に実践した結果、今ではネガティブ思考ではなく、かといってポジティブ過ぎず、バランスのよい思考になりました。

本書では、出来事のとらえ方を変える方法についても、後ほど紹介していきます。

メンタルタフネスを高めるために必要なことは、次の3点に尽きます。

❶ 自分の心やストレスについて「知る」

❷ 出来事のとらえ方を「変える」

❸ メンタルタフネスを高めるための自分なりの方法を「実践する」

繰り返しになりますが、成果を上げているビジネスパーソンには、メンタルタフネスを高めるための自分なりの行動を何かしら実践している人が多いのです。読者のみなさんにも、ぜひ自分なりの方法を見つけていただければと思いますが、まずは、自分の心の状態や考え方の傾向などについて、知ってもらえればと思います。

あなたは、どんな「物事のとらえ方・受け止め方」を持っているでしょうか？　ぜひ第3章のタイプ分けテストをお試しいただき、有効な方法を見つけていただければと思います。

COLUMN 01

適度なストレスでパフォーマンスを上げる

「ストレスのない生活を送りたい」。そんなふうに思うことはありませんか？

でも、そもそもストレスとは、なくすことができるものなのでしょうか？

答えはNOです。

ストレスの元をたどると、あらゆる「刺激」に行きつきます。周囲からの刺激は、人間が生きている限り、なくなることはありません。

みなさんが今こうして本書を読んでいる間に、周囲から聞こえてくる音も刺激ですし、電灯の明かりも刺激です。椅子に座っている感触も刺激。上司に叱られたことも、仕事でミスをしてしまったことも刺激です。寝ている間にも刺激を受け続けています。**人は生きている限り、刺激を受けずに生活することはできません。**

刺激そのものが悪いわけではなく、要は、刺激を「快」ととらえるか「不快」ととらえるかの違いなのです。

そして、刺激を受け続ける限り、ストレスがなくなることはないのです。

では、ストレスは「悪」でしょうか？

実はそうではないのです。


心理学者のロバート・ヤーキーズとJ・D・ドットソンが行った実験により発見された「ヤーキーズ・ドットソンの法則」をご紹介しましょう。

ストレス度が高過ぎる場合、その人のパフォーマンスは落ちる。しかし、ストレス度が低過ぎてもパフォーマンスは低下する。**私たちが最もパフォーマンスを発揮できるのは、適度なストレスがかかっている場合**だという結果が出たのです。

たとえば、私たちの心が風船だとすると、風船を押す力がストレスです。ストレスに押されてへこんでいる状態がストレス状態です。

しかし通常は、へこんだ状態を元に戻そうとする力（反発力）が生まれ、押し返してきます。私たちの心も、ストレスでへこんでも、健康な状態なら、押し返すことができるのです。


ストレスに悩まされたくないなら、まず「刺激がある限りストレスはなくならない」ということを認識すること。さらに、本書で紹介するストレスマネジメント法を実践し、自らが抱えるストレスを軽減させること。

その結果、適度に調整したストレスを自らにかけることができ、日々のパフォーマンスを高めていくことができるでしょう。

Part 2

ストレスに
打ち勝つための
5つのポイント

POINT 01

SOC（首尾一貫感覚）を高める

本章では、ストレスに打ち勝つための方法を、大きく5つのポイントで紹介していきます。

まず1つ目のポイントは、「SOC」＝Sense of Coherence（センス・オブ・コヒアレンス）です。直訳すると「首尾一貫感覚」になり、ユダヤ系アメリカ人の医療社会学者アーロン・アントノフスキー博士によって提唱された考え方です。筆者も心を病んだ人や、心を強くしたいと願う多くの人々と接してきましたが、ストレスに打ち勝ち、メンタルタフネスを高めるうえで、このSOCを高めることが最も重要な要素の1つであると考えています。

では、SOC（首尾一貫感覚）とは、いったい何なのでしょうか？

SOCとは、次の3つの要素から成り立つ感覚のことです。

❶ **有意味感**
❷ **把握可能感**
❸ **処理可能感**

1つ目の「有意味感」とは、日々の仕事や生活に、やりがいや生きる意味が感じられるという感覚のことです。もちろん、自分にかかってくるストレスへの対処も含めてのやりがいです。つまり、「有意味感」とは、自分に起こるどんな出来事に対しても、何か意味を見つけていける感覚のことなのです。

2つ目の「**把握可能感**」とは、現在の自分の置かれている状況を理解したり、未来に自分が置かれるであろう状況をある程度予測できたりする感覚のことです。要は、先（未来）のことまできちんと考えることができ、そのうえで自分の現在やこれからをなんとなくでも予測できる、ということです。

3つ目の「**処理可能感**」とは、なんとかなる、なんとかやっていける、という感覚のことです。楽観的、というと単純化しすぎているかもしれませんが、「たぶん自分は大丈夫」「自分なら大丈夫」だと思える感覚のことなのです。

かなりシンプルな3つの要素ですが、なんとなく納得できますよね。

つまり、**折れないメンタルを持つ人というのは、どんな困難な状況にあっても、その状況を理解し、未来のことを予測し、「自分ならなんとかできる」という自信を持ち、その経験を自分の人生において意味のあるものだと考えながら、自分のなすべきことをする人なのです。**たしかに、なんでも乗り越えられそうですね。

では実際に、どのようにすればこの3つの感覚を高めることができるのか、第4章で、その手法を具体的に紹介していきます。

目標意識を持つ

ストレスに打ち勝つための2つ目のポイントは、「**目標意識**」を持つことです。目標意識とは、ズバリ「自分が望む目標を持ち、それを目指す意識」のことです。ポイントは、ただ目標を持つのではなく、目標を持つことに加えて、「それを目指す意識を常に持つこと」です。

たとえば、読者のみなさんが上司に仕事を頼まれたとしましょう。どちらの指示のほうがモチベーション高く仕事できるでしょうか？

A「とりあえずこの仕事を、私がいいと言うまでやり続けてくれるかな」
B「この仕事を、この部分までやってもらえるかな」

どうでしょう？　Bの指示のほうが、仕事のモチベーションを下げずにいられるのではないでしょうか。**ゴールが明確であればあるほど、そのゴールに行きつくまでのモチベーションを維持しやすい**のです。反対に、ゴールがわからないまま、とにかくやる、というのでは、モチベーションを保つのはとても難しくなります。

さらに、近年の研究で、人はポジティブな未来（先）のことを考えている時は、脳内で「セロトニン」という脳内分泌物が多く出ると言われています。この「セロ

自分がワクワクする目標を設定する

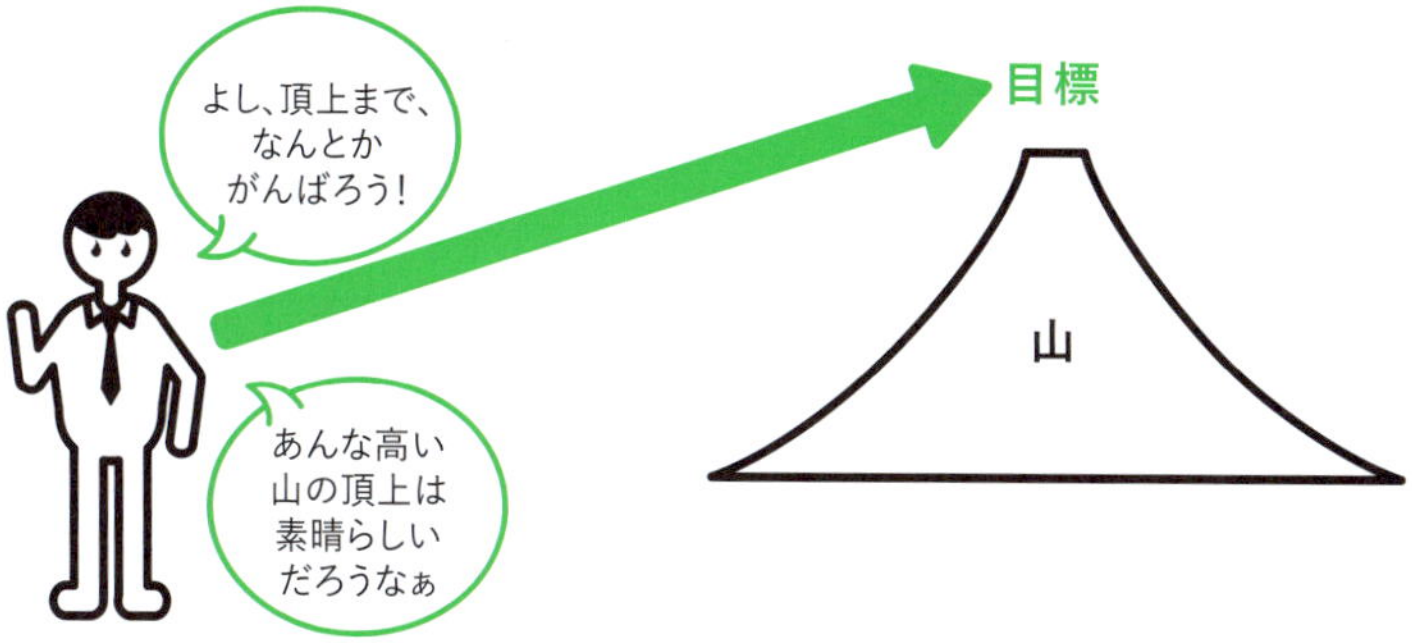

トニン」は、うつ病発症の予防に効果的と言われており、心のバランスを整える神経伝達物質です。

ポジティブな未来のことを考える、すなわち目標を目指す意識を常に持つことは、うつ病を予防するうえでも、有効な要素なのです。

もう1つ大事なことをお伝えします。それは、**設定する目標は、自分が達成した時、嬉しいと思えるもの、喜びを感じられるものにすることです。**

会社から言われた達成目標だけを自身の目標にしてもあまりうまくいかないのは、それを達成しても自分が本当に喜べないからだったりします。目標は、自分がワクワクできるものであることが理想なのです。

ですから私は、企業の教育研修などでは、「組織から与えられた『数値目標』とは別に、みなさん個人としての『成長目標』を持ってください」とお伝えしています。「成長目標」とは、自分自身が少しでも成長できる目標、達成時に少しでも喜びを感じられる目標です。それは業務に直接的に関係していなくてもよいのです。

目標意識を持ち、ポジティブな未来のことを考え、今現在自分がすべきことを考える。これは、前項のSOC（首尾一貫感覚）の「把握可能感」を養うことにもつながります。

POINT 03

セルフエフィカシー（自己効力感）を高める

ストレスに打ち勝つためのポイントの3つ目は「セルフエフィカシー」を高めることです。

「セルフエフィカシー」は、直訳すると「自己効力感」になります。端的に言うと、「自分の能力や力、自分という存在に対する自信」のことです。「俺、こんなこともできたぞ！」「私、こんなこともできるかもしれない！」「たぶん大丈夫！」といった感覚のことです。

鋭い読者のみなさんのことなので、気づいた人もいるのではないでしょうか。そう、34ページで紹介したSOCの3要素のうちの1つ「処理可能感」に非常に似た考えなのです。

精神疾患のある患者さんに対して、セラピスト（心理療法家）などが行う関わりの中で大きなものの1つが「セルフエフィカシーを高める」です。患者さん本人に、自分に対する自信をとり戻していってもらうための支援です。これを、自分の心を強くするための予防法として活用しましょう。

では「セルフエフィカシー」を高めていくには、どのようにすればよいのでしょうか？

スモールステップを設定し、小さな「成功体験」をする

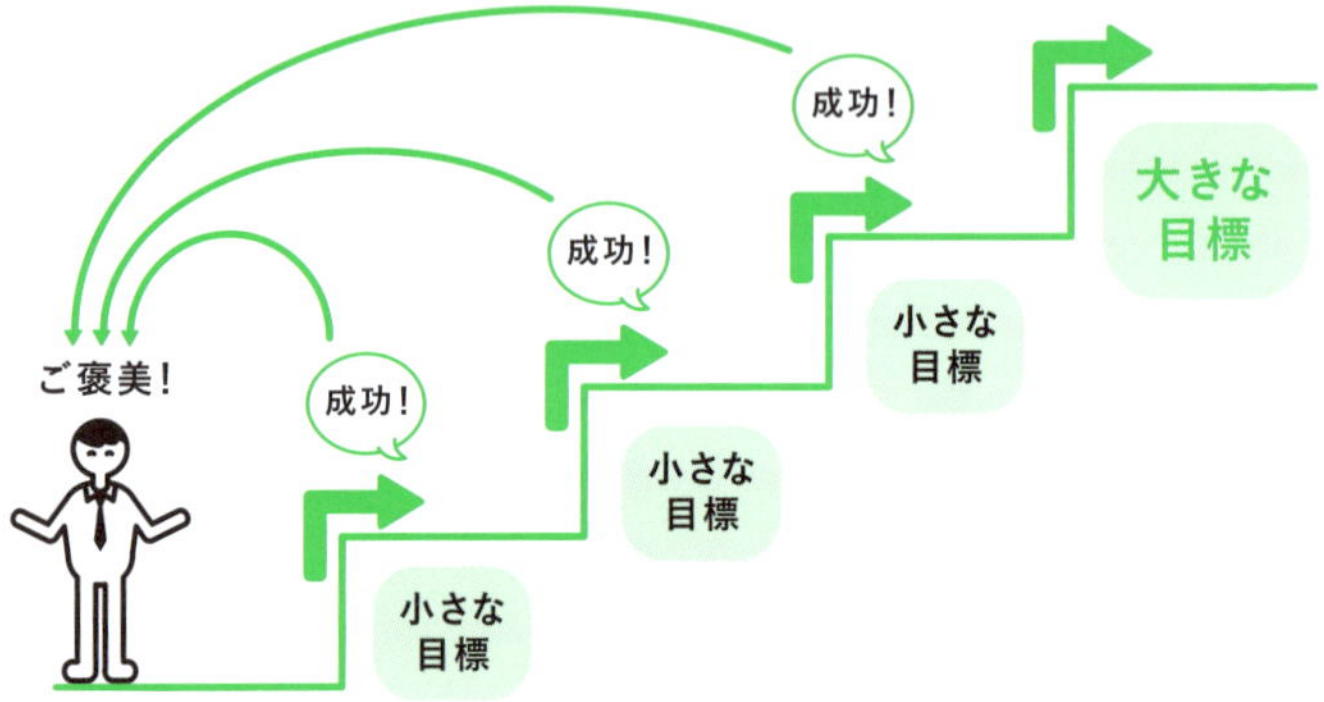

いくつかの方法があるのですが、ここでは、自分自身で高めていくための方法で効果的なものを1つ紹介します。

それは、**「成功体験をする」**ことです。

大きな成功でなくて大丈夫です。ここで大事なのは、「スモールステップでの成功体験」です。すなわち、小さな成功体験。

自分が日常当たり前にこなしている仕事を、自分で評価してみましょう。評価するためには、目標設定や期限が必要です。自分の仕事をステップに分けて、「今月はここまでやる」「今週はここまでやる」と決めます。

ステップが達成できたら、自分に報酬、ご褒美をあげましょう。「前から行きたかったお店に行く」とか、「前から欲しかった靴を買う」とか、自分に対するご褒美に

なるのであれば、小さなものでもなんでもよいのです。

普段から、私たちは時間とお金に余裕ができると、自分が行きたい場所に行ったり、欲しいものを買ったりします。どうせなら、「スモールステップの目標を達成した時に、自分にご褒美をあげる」という意識的で明確な報酬にしてしまいましょう。

誤解のないよう伝えておきますが、もちろん大きな成功体験も大切です。しかし、大きな成功体験をするための大きな目標は、その分挫折や失敗の可能性も高い。そして達成までに時間もかかる。

だからこそ、**大きな目標を持ちながら、同時にそこに行きつくまでのスモールステップの目標設定をし、少しずつ達成していくことが効果的なのです。**

POINT 04

貢献感覚を持つ

ストレスに打ち勝つためのポイントの4つ目は、**「貢献感覚」**です。

「貢献感覚」とは、**「自分のやっている仕事が価値を生み出している、役に立っている」**という感覚のことです。

人は、「貢献感覚」を感じているとき、心理的にとてもよい状態になります。逆に、「自分がやっている仕事がなんの役にも立っていない、自分の価値はない」と思っていると、精神的に落ち込む確率が高まります。

以前に私が仕事で支援した企業の工場の製造ラインでも同じことが起こっていました。結果として、製造ラインで働く若手社員の離職率が、とにかく高かったのです。「なんのために毎日同じ作業をやっているのかわからない……」「自分たちの仕事が価値があると思えない……」「働きがい・やりがいをまったく感じられない……」という気持ちを、多くの社員が持っていたのです。

そこで、「自分の仕事の価値」「役に立っていること」「貢献していること」などを自分たち自身で考えてもらい、そこで出てきた価値を浸透させる取り組みを行いました。

半年後、まだ変化はありませんでした。1年後にはわずかに離職率が減少。結果

工場のライン作業などでは「貢献感覚」がなくなりがち

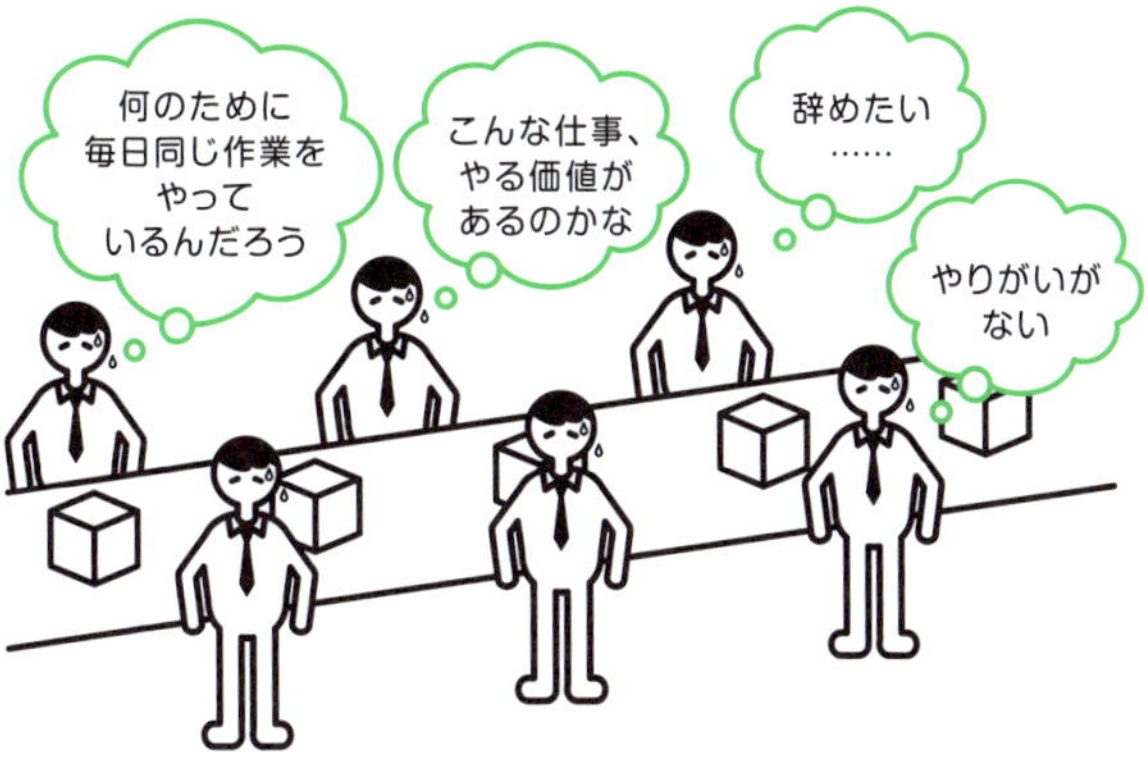
何のために
毎日同じ作業を
やって
いるんだろう
こんな仕事、
やる価値が
あるのかな
辞めたい
……
やりがいが
ない

が出たのは１年半後。なんと、離職率が半分に減少。２年後には離職率は３分の１にまで減少したのです。特別なことをしたわけではありません。自分たちの仕事の価値を確認しただけです。

犯罪や犯罪まがいのことは別として、この世の中で価値を生み出していない仕事は存在しません。仕事として対価を得られているからには、必ずそこに何かの価値を生み出している。生み出しているからこそ、対価を得られるのです。

誰かの役に立っている、貢献していると いうことを意識しながら日々の仕事に取り組んでいるだけで、心理的に大きな違いが生まれます。

こうした自分の仕事に対する価値、自分

自身に対する価値を認識し、意味を見いだしながら日々を過ごしていくことは、34ページで紹介したSOCの3要素の1つ、「有意味感」を養成することにもつながるのです。

今すぐ考えてみてください。

自分の仕事は、

・誰の役に立っているのか？
・どのような価値を生み出しているのか？
・どのような部分で求められているのか？

みなさんの仕事の1つ1つは小さいかもしれませんが、それらが合わさって、つながり合って、この世の中のさまざまなものが形づくられているのです。

POINT 05

自分なりのメンタルタフネスを高める方法を持つ

ストレスに打ち勝つための最後のポイントは、自分なりの「メンタルタフネスを高める方法を持つ」ということです。

そのためには、

- **自分の「物事のとらえ方」のタイプを知る**（第3章）
- **メンタルタフネスを高める方法をたくさん知る**（第4章）
- **自分に合ったものを選んで、実行してみる**
- **継続する**

ということが必要です。

第3章のタイプ分けテストを実際にやってみることで、自分がどんなストレス傾向を持っているか、だいたいのところが把握できるはずです。

その上で第4章では、メンタルタフネスを高める方法をカタログ的にたくさんご紹介していますので、それを読んでいただければ、どんな方法があるかをひと通り知ることができます。さまざまな方法がありますが、本書では、4つのアプローチに分けて紹介していきます。

❶ 心理的手法
❷ 身体的手法
❸ 行動的手法
❹ 環境的手法

「心理的手法」とは、自分自身の思考や頭の中のイメージを変えていく、つまり自分の「物事のとらえ方・受け止め方」を変えていくことで、メンタルタフネスを高めていくやり方です。

「身体的手法」とは、実際に体を動かしたり、身体面に変化を及ぼすような動きをすることで、心理面にも好影響を与えていくやり方です。

「行動的手法」とは、日々の生活の中での行動を意識したり、現実に何か特定の行動をしてみることで、自分の心理面を改善していくやり方です。

「環境的手法」とは、自らの置かれた環境を、自分自身で変えたり、新たにつくり出すことによって、心理面に好影響を与えていくやり方です。

心の強さを高めるための4つのアプローチ

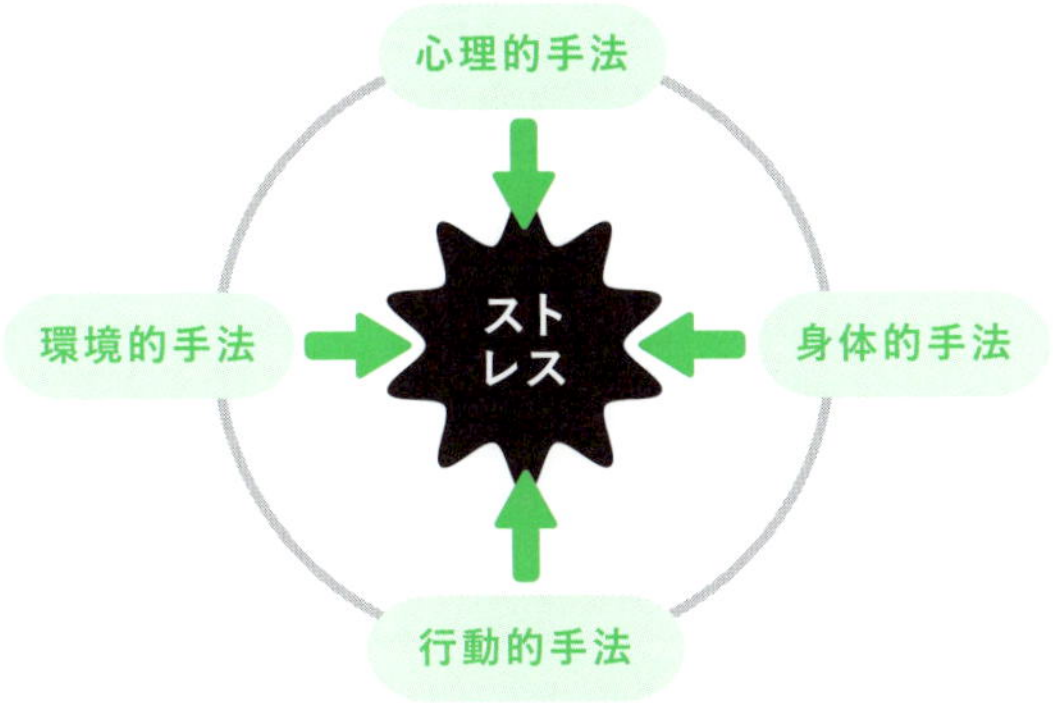

本書では、メンタルタフネスを高める方法を紹介するところまでしかできませんが、自分に合いそうな方法を見つけたら、ぜひ実行してみてください。

現実問題、この「実行する」ということが、なかなか難しいもの。でも、実行して、そしてある程度は続けなければ、効果は表れません。

本書はそれぞれの手法を詳しく説明するものではありませんので、一度試してみて効果があったり、もっと知りたいと思ったら、ご自身でいろいろと調べてみてください。

COLUMN 02 ストレス解消の鍵は「セルフケア」

近年、大手企業から中堅企業、中小企業まで、従業員のストレスチェックがよく実施されています。筆者も、企業のご依頼により、このストレスチェックとその結果に基づく組織分析や施策の立案支援をすることがあります。

組織分析とは、ストレスチェックの結果を用いて、企業全体・部署ごとの組織の問題点や今後の課題、具体的取り組みなどを分析に基づいて導き出していくものです。この分析によって、組織の風土や特徴・傾向など、さまざまなものが見えてきます。

ところで、同じ企業内でも、ストレス度が高い部署と低い部署があるのは、どうしてだと思いますか？　ここで、ある大手企業でのストレス度の調査をした時のお話をします。

その企業でも、やはり他社と同様に、「なんらかのストレスを今現在感じている」とした人が非常に多く、実に8割近くにのぼりました。

そして、部署ごとにストレス度を比べてみると、高い部署と低い部署の差が非常に大きかったのです。同じ企業で部署によって差があるのは、実はよくあることなのですが、この企業はその差があまりにも大きかったのです。

ストレス度が高い部署には、次のような現象が起こっていました。

- **業務過多**（業務量が非常に多い）
- **管理職の支援の不足&マネジメント力の不足**
- **人間関係の悩み**
- **職場内コミュニケーションの不全**
- **ワーク・エンゲイジメント**（働きがい・やりがい）**の低下**

実はこの企業では、ストレス度の他にもう1つ調査をしていました。ストレスに対するセルフケア（自分自身で行うケア）です。

その調査からわかったのは、次のようなことです。ストレス度が非常に高い部署の人々のセルフケア実行率は低く、ストレス度が非常に低い部署で働く人々のセルフケア実行率は高い。つまり、**「セルフケアによって、ストレス度はある程度低くすることができる」**ということです。

上に挙げたように、仕事をしていくうえでストレス要因になるものは、数多くあげられます。

しかし職場環境などは、自分1人の力で変えられるものではありません。「自分の心は自分で守る」という意識を持ち、小さなことでもいいので、何か自分なりのセルフケアやストレスマネジメントを行っていきましょう。

第2部

実践編

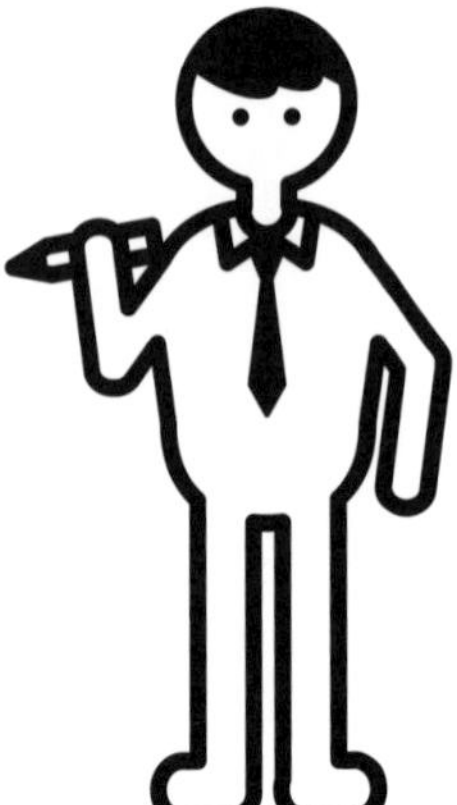

Part 3

自分自身を理解しよう！タイプ分けテスト

自分のタイプを診断してみよう

診断の方法

STEP Ⅰ 文章を読んで、あてはまる数字を○で囲みます。

STEP Ⅱ それぞれの項目ごとに数字を合計して書き込みます。

18点～24点 ➡強　（かなり強くその傾向が出ている）
11点～17点 ➡中　（少しその傾向が出ている）
10点以下　 ➡弱　（あまりその傾向は出ていない）

STEP Ⅲ 高い点数が出たタイプのページをチェックします。

❸まったくそうである　❷ある程度そうである　❶あまりそうでない　⓿そうでない

強迫傾向タイプ（56ページ）

①	相手がきちんとした対応をしなかったり、だらしない面があると許せなくなる	❸	❷	❶	⓿
②	スケジュールが自分の予定通りに進まないとイライラする	❸	❷	❶	⓿
③	順番待ちをするのが好きではない	❸	❷	❶	⓿
④	誰かに意見されても、自分の考えを曲げることはない	❸	❷	❶	⓿
⑤	ミスをする人はダメな人だ	❸	❷	❶	⓿
⑥	約束の時間になっても相手が来ないとイラッとする	❸	❷	❶	⓿
⑦	やり残したことがあると眠れなくなる	❸	❷	❶	⓿
⑧	難しくても、期待には100%で応えないとダメだ	❸	❷	❶	⓿

この項目の合計点 [　　]

過去引きずりタイプ（60ページ）

⑨	「昔に戻りたいな」と考えてしまうことがよくある	3	2	1	0
⑩	うまくいかなかった出来事がなかなか忘れられない	3	2	1	0
⑪	失敗すると長い間引きずってしまう	3	2	1	0
⑫	「なぜあの時こうしなかったのだろう」と、後悔することが多々ある	3	2	1	0
⑬	過去の失敗など、「考えても変えられないこと」が頭から離れない	3	2	1	0
⑭	誰かに叱られたり、失敗すると、しばらくの間落ち込んでしまう	3	2	1	0
⑮	少しの失敗であっても、責任を感じてしまい落ち込む	3	2	1	0
⑯	気づくと昔の成功体験や自慢話をしてしまっていることがある	3	2	1	0

この項目の合計点

現実逃避タイプ（64ページ）

⑰	機会や環境さえあれば自分も成功できるのにと思う	3	2	1	0
⑱	自分がうまくいかないのは、上司や同僚のせいだと思う	3	2	1	0
⑲	自分が今いる場所は自分には合っていないとよく思う	3	2	1	0
⑳	自分はこのままでいいのだろうかと、漠然とした不安を感じる	3	2	1	0
㉑	日々の仕事に充実感を感じない	3	2	1	0
㉒	今より将来（先）のことが気になる	3	2	1	0
㉓	自分がもっと活躍できる場所があると思う	3	2	1	0
㉔	何か始めようという気持ちはいつもあるが、なかなか実行できない	3	2	1	0

この項目の合計点

❸まったくそうである　❷ある程度そうである　❶あまりそうでない　⓿そうでない

悲観思考タイプ（68ページ）

㉕	自分の能力は人並みかそれ以下だとしか思えない	❸	❷	❶	⓿
㉖	仕事で結果を出している人を見ると、自分と比較して自信をなくしてしまう	❸	❷	❶	⓿
㉗	褒められてもなぜか本当かなと疑ってしまう	❸	❷	❶	⓿
㉘	物事がうまく進まなくなると、「ダメかも」と思ってしまう	❸	❷	❶	⓿
㉙	気づくと、「どうせ～」などといったネガティブな言葉が頭に浮かんでいる	❸	❷	❶	⓿
㉚	たぶんよい結果にならないのではないかと、何かにつけ思ってしまう	❸	❷	❶	⓿
㉛	自分は本当は嫌われているのではないかと考えてしまうことがある	❸	❷	❶	⓿
㉜	何かあると、いつもネガティブなほうに物事をとらえてしまう	❸	❷	❶	⓿

この項目の合計点 ＿＿＿

過敏反応タイプ（72ページ）

㉝	会議などで相手から反論されると冷静さを失うことがある	❸	❷	❶	⓿
㉞	自分が笑顔で対応したのに、相手が少し愛想が悪いと腹が立つ	❸	❷	❶	⓿
㉟	自分の欠点を指摘されると腹が立つ	❸	❷	❶	⓿
㊱	失敗を指摘されるとなかなかそれを忘れられない	❸	❷	❶	⓿
㊲	髪形や服装・センスについて否定されると、相手にも何かひとこと言いたくなる	❸	❷	❶	⓿
㊳	仕事がうまくいっていない時に、その仕事について心配されるのは好きではない	❸	❷	❶	⓿
㊴	初対面でタメ口をきかれると、無性に腹立たしくなる	❸	❷	❶	⓿
㊵	自分が相手にしてあげたことに対してお礼がないと、無性に腹が立つ	❸	❷	❶	⓿

この項目の合計点 ＿＿＿

自尊心偏重タイプ（76ページ）

	3	2	1	0
41 自分の話を相手がきちんと聞いていないと腹が立つ	3	2	1	0
42 自分の話がきちんと理解されないと、相手に対してイラッとする	3	2	1	0
43 他人から、できる人間だと思われたい	3	2	1	0
44 失敗は人には知られたくない	3	2	1	0
45 他人に弱みは見せたくない	3	2	1	0
46 「なぜこの人はできないんだろう」や「なぜわからないんだろう」と思うことがよくある	3	2	1	0
47 他人からの自分の評価がとても気になる	3	2	1	0
48 褒められるのは大好きだが、ネガティブな指摘はなるべく聞きたくない	3	2	1	0

この項目の合計点

他者中心タイプ（80ページ）

	3	2	1	0
49 相手とトラブルになるくらいなら、自分が折れればいいと思っている	3	2	1	0
50 人づきあいがよく、食事や飲み会の誘いはまず断らない	3	2	1	0
51 何かの集まりで、輪の中に入っていない人がいると、大丈夫かとその人が気になって仕方ない	3	2	1	0
52 仕事で自分も大変な時でも、同僚が大変そうにしているのを見ると、つい手伝ってしまう	3	2	1	0
53 自分の考えで仕事を進めていても、強く意見を言われると、考えを変えることが多い	3	2	1	0
54 いつも他人の言葉や態度が気になって、怒っていないか？など気にしてしまう	3	2	1	0
55 飲み会などに行っても、楽しかったというよりは、疲れたと思うことが多い	3	2	1	0
56 自分が何かしてもらってお返ししていないと、何か早く返さなきゃと強迫観念に襲われることが多い	3	2	1	0

この項目の合計点

白か黒かはっきりしろ！

強迫傾向タイプ

几帳面な完ぺき主義者なので、何事にも100%を求めがちなのが、このタイプ。また、自分の意見や信念にもこだわりが強い傾向があります。他人の意見や価値観を受け入れられず、自分の考えに賛同してもらえないと攻撃的になることもあります。

また、完ぺきを求めるため、自分にも他人にも厳しい目を向けます。こだわりが強く、柔軟に対応したり、人の意見を聞き入れながら協調的に物事を進めるのが苦手です。

このタイプの人がストレスをためないようにするには、次のようなことに気をつけてください。

世の中に「絶対」「完全」「完ぺき」は、ほぼありえません。**仕事では特に、白黒はっきりさせるというよりは、お互いに妥協してベターな結論を導くことが必要な場面がたくさんあります。**

このグレーゾーンを、意識して許容するようにしましょう。

また、プライドが高く、自分の短所からは目を背けがちです。成長するためには、自分のダメなところとも向き合い、改善していく必要があるでしょう。

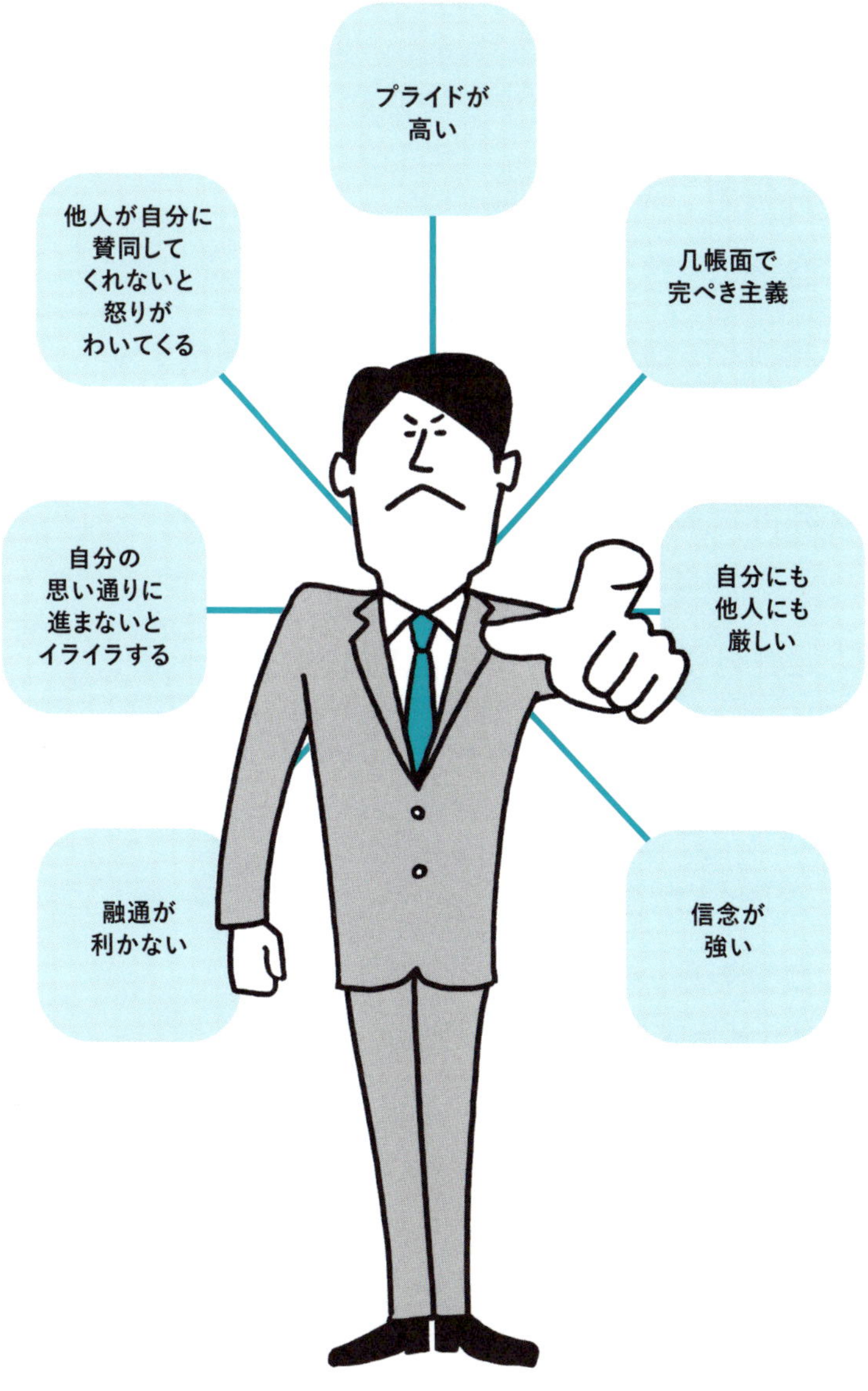
プライドが
高い
他人が自分に
賛同して
くれないと
怒りが
わいてくる
几帳面で
完ぺき主義
自分の
思い通りに
進まないと
イライラする
自分にも
他人にも
厳しい
融通が
利かない
信念が
強い

強迫傾向タイプの特徴

- □ 几帳面で完ぺき主義
- □ 自分にも他人にも厳しい
- □ 他人にも自分と同じ意見や考え方を期待する
- □ 固定観念や信念が強い
- □ 自分の意見を曲げない
- □ 人の意見を聞かない
- □ こだわりが強く、融通が利かない
- □ 自分のペースで物事を進めたがる
- □ 自分に自信がある
- □ プライドが高い
- □ 自分の思い通りに物事が進まないとイライラする

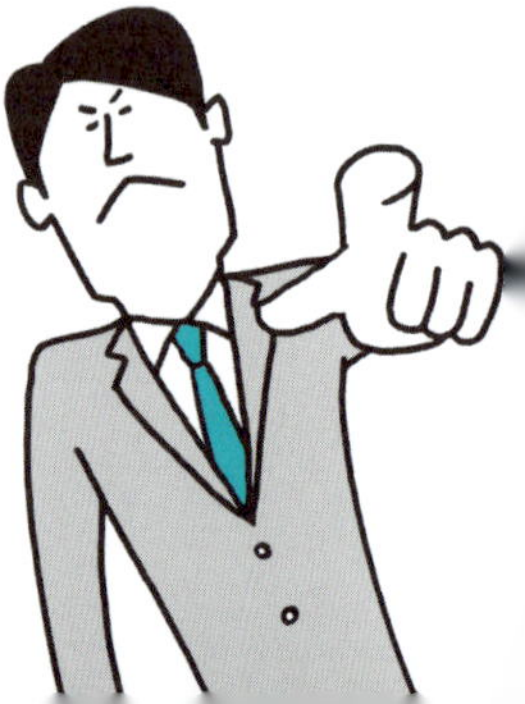

こんな一面も

- 「きっちりした仕事をする」と、周囲からの評価は高い
- 自分の意見を強く主張するため、周囲を引っ張るリーダー的存在になることもある

このタイプに効果的なスキル

森田療法 → 110ページ
内観法 → 114ページ
認知行動療法 → 118ページ
丹田呼吸法 → 130ページ
漸進的筋弛緩法 → 134ページ
自律訓練法 → 150ページ
アサーティブ・コミュニケーション → 174ページ
ザイアンス効果・返報性の法則 → 178ページ

あの時こうしていれば……

過去引きずりタイプ

このタイプは、「過去・現在・未来」の中でも、普段から「過去」に目を向けがちです。

責任感が強い分、他人からどう思われているか、小さなことでも非常に気になります。

ネガティブな出来事が起こった時も、なかなか気持ちを切り替えることができず、「あの時こうしておけばよかった……」と、自分の行動を後悔しがちです。

このタイプの人へのアドバイスは、次のようになります。

ありきたりの言葉ですが、**「過去と他人は変えられない。変えられるのは、自分と未来だけ」**ということを自分の中に落とし込みましょう。

時には過去から目線を外し、今自分が生きている現在や、この先の未来に目を向けてみましょう。

つい過去に目を向けそうになったら、「これからどうしていくべきなのか」を考え、未来に目を向けてみてください。

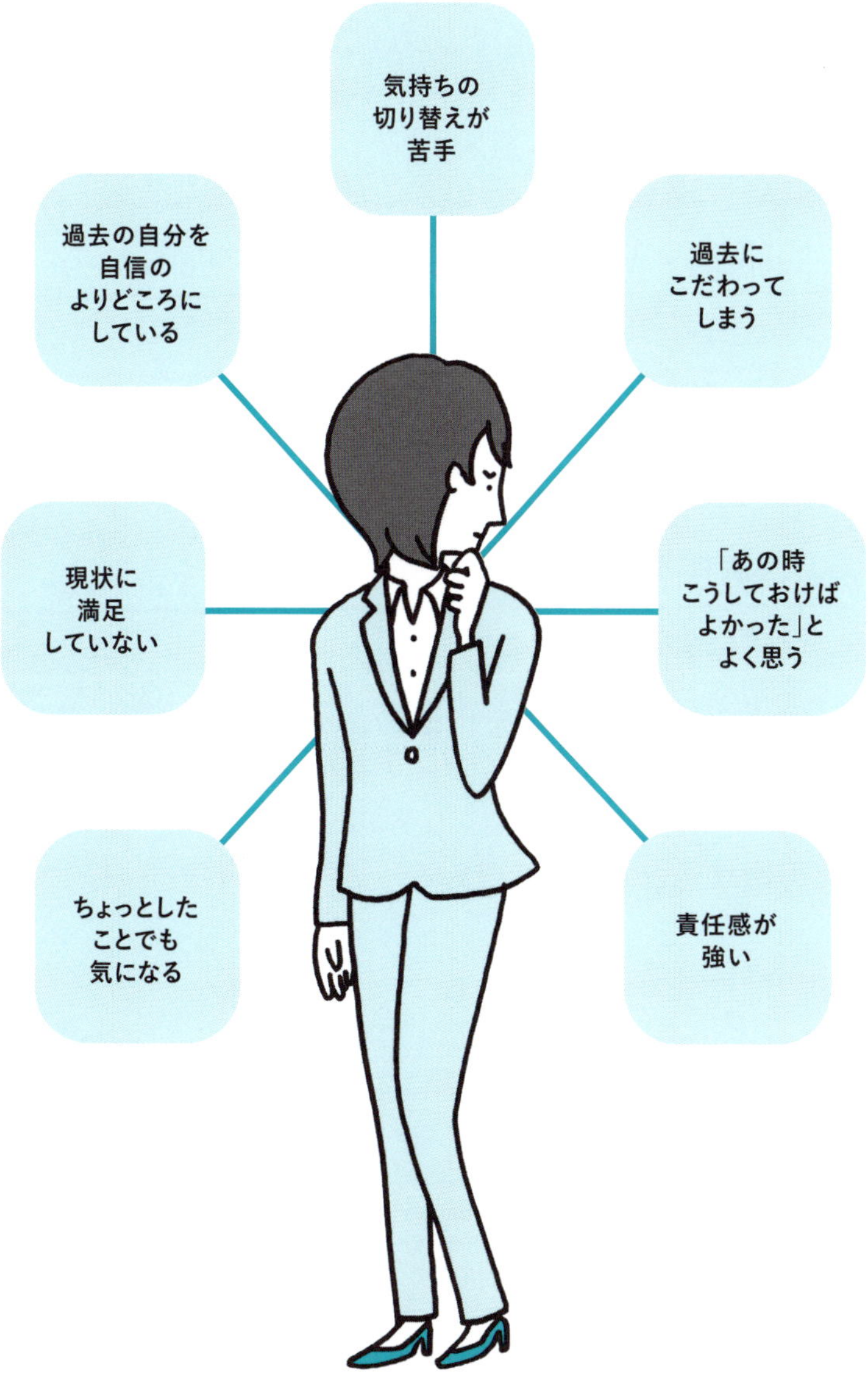
気持ちの
切り替えが
苦手
過去の自分を
自信の
よりどころに
している
過去に
こだわって
しまう
現状に
満足
していない
「あの時
こうしておけば
よかった」と
よく思う
ちょっとした
ことでも
気になる
責任感が
強い

過去引きずりタイプの特徴

- ☐ 未来や現在よりも、過去にこだわる
- ☐ 「あの時こうしておけば……」
「なぜ、こうしなかったんだ……」と考えがち
- ☐ 責任感が強い
- ☐ 他人の評価など、ちょっとしたことでも気にする
- ☐ よく後悔する
- ☐ 現状に満足していない
- ☐ 過去の自分や実績を自信のよりどころとしている
- ☐ 気持ちの切り替えが苦手
- ☐ 失敗すると、自分を責める

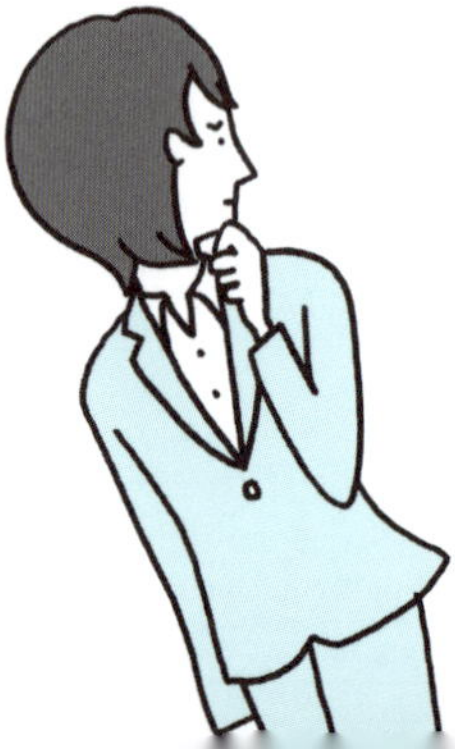

こんな一面も

- □ 仕事では、同じ失敗を繰り返さないようにする傾向が強い
- □ 物事を慎重に進めるので「堅実」と評価されている
- □ 前回よりも、さらによいものをつくろうと考える

このタイプに効果的なスキル

ビリーフチェンジ → 86ページ
SFA（ソリューション・フォーカスト・アプローチ） → 94ページ
ヴィジュアライゼーション法 → 106ページ
森田療法 → 110ページ
認知行動療法 → 118ページ
アファメーション法 → 126ページ
丹田呼吸法 → 130ページ
自律訓練法 → 150ページ
セルフコンディショニング → 162ページ

こうなったらいいのにな……

現実逃避タイプ

このタイプの最大の特徴は、常に受け身であることです。自分が能動的に動くことによって状況を変えていくという発想が乏しく、周囲の人や環境など、自分の力が及ばない部分で変わってくれることを期待する傾向があります。

受け身であることの根底には、自分への自信のなさがあります。同時に「やればできる」とも思っているため、そのプライドを守るために、積極的に動けない状況に陥ります。

「こうなったらどうしよう」など、まだ起こってもいないことや、終わってもいないことに不安を覚える「予期不安」思考も持っているため、さらに慎重になります。

まずは、今の自分自身を受け入れることから始めましょう。

このタイプの人のストレスマネジメントの手法は、1つは、**自分ができたこと、できていることに目を向け、自分に自信をつけていくこと**です。

もう1つ大切なことは、先のこと（未来）を想像して不安になるのではなく、**今この場この時に、何をするべきか、何が必要かということを考えていくこと**です。

望む未来を手に入れるために、今何をするべきか考えてみましょう。

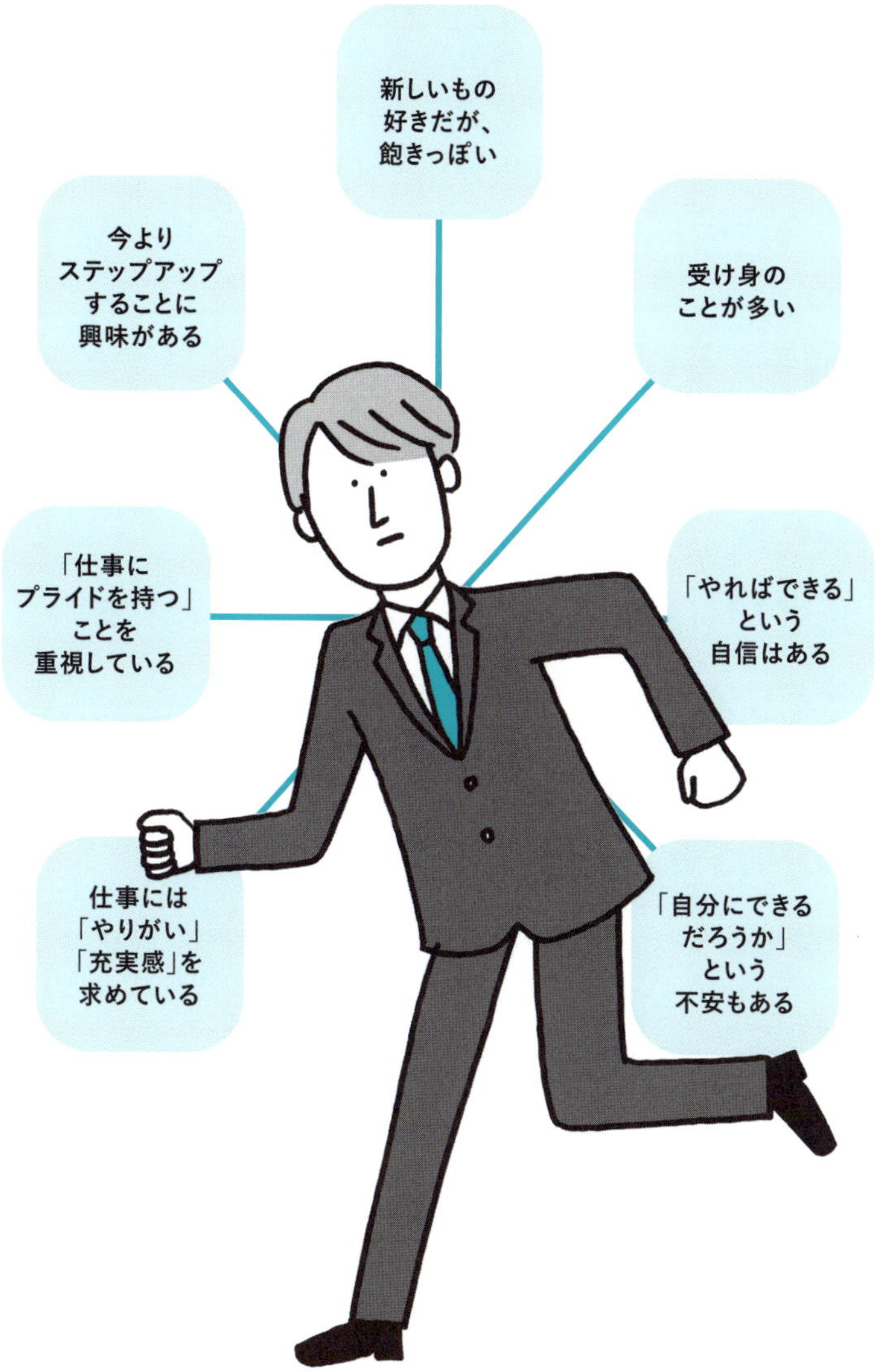
新しいもの
好きだが、
飽きっぽい
今より
ステップアップ
することに
興味がある
受け身の
ことが多い
「仕事に
プライドを持つ」
ことを
重視している
「やればできる」
という
自信はある
仕事には
「やりがい」
「充実感」を
求めている
「自分にできる
だろうか」
という
不安もある

現実逃避タイプの特徴

- [ ] 受け身
- [ ] 人に何かしてもらえるのを待つ
- [ ] 「自分のせいじゃない」「自分は悪くない」と考えがち
- [ ] 自信がないので、自分から積極的に前に出ない
- [ ] 心の底では「自分もやればできる」と思っている
- [ ] 仕事では「やりがい」や「充実感」を大切にする
- [ ] 仕事にプライドを持っている
- [ ] 新しいもの好き
- [ ] 自分磨きやステップアップに興味がある
- [ ] 飽きっぽい

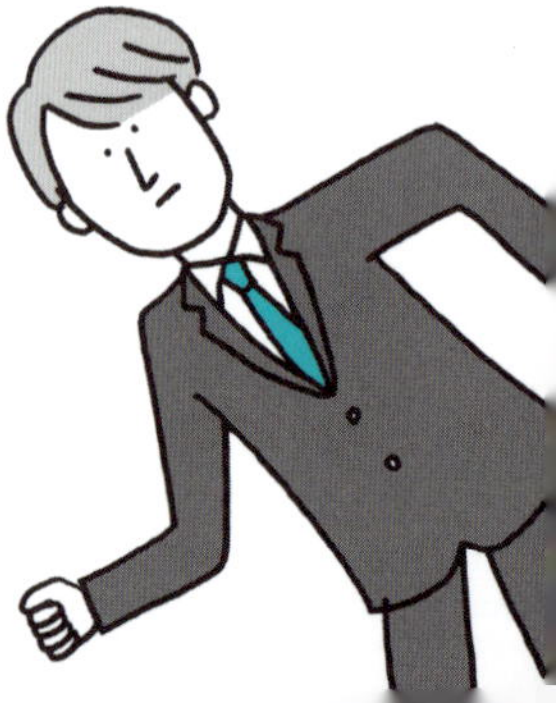

こんな一面も

- □ 実現したい夢や目標を持っている人が多い
- □ 新しいことに敏感で、最新の情報に詳しい

このタイプに効果的なスキル

SFA（ソリューション・フォーカスト・アプローチ）→ 94ページ
ルーティーン法 → 98ページ
ヴィジュアライゼーション法 → 106ページ
アファメーション法 → 126ページ
作業興奮 → 154ページ
段階的行動法 → 158ページ
セルフコンディショニング → 162ページ

どうして自分はできないんだろう……

悲観思考タイプ

このタイプは、自尊心が低く、ネガティブな思考になりがちです。自分のダメな部分、足りない部分にフォーカスしてしまうため、うまくいったことがあったり、他人からほめられたりしても、素直に喜ぶことができません。

また、「あの人と比べて自分は……」「みんなはできているのに……」など、他人と比較したり、世間一般を基準とする傾向があります。

そのため、他人からの評価を非常に気にしており、他人から嫌われることや仕事に関する失敗などに対する不安感が非常に強くあります。

このタイプの人は、次のことを心がけましょう。

1つは、**ダメな部分、できない部分ではなく、ポジティブな部分に目を向けること**。その際、他人や世間一般の基準ではなく、自分視点でとらえることが大切です。たとえば、自分が「できること」「できたこと」「できるであろうこと」「得意なこと」「好きなこと」「喜びを感じられること」などに目を向けましょう。

もう1つは、**ネガティブな思考に陥ったら、別の視点で考えてみること**です。最初は無理やりにでもいいので、「違うとらえ方はできないだろうか」「別の考え方をしてみると……」などと考える練習をしてみましょう。

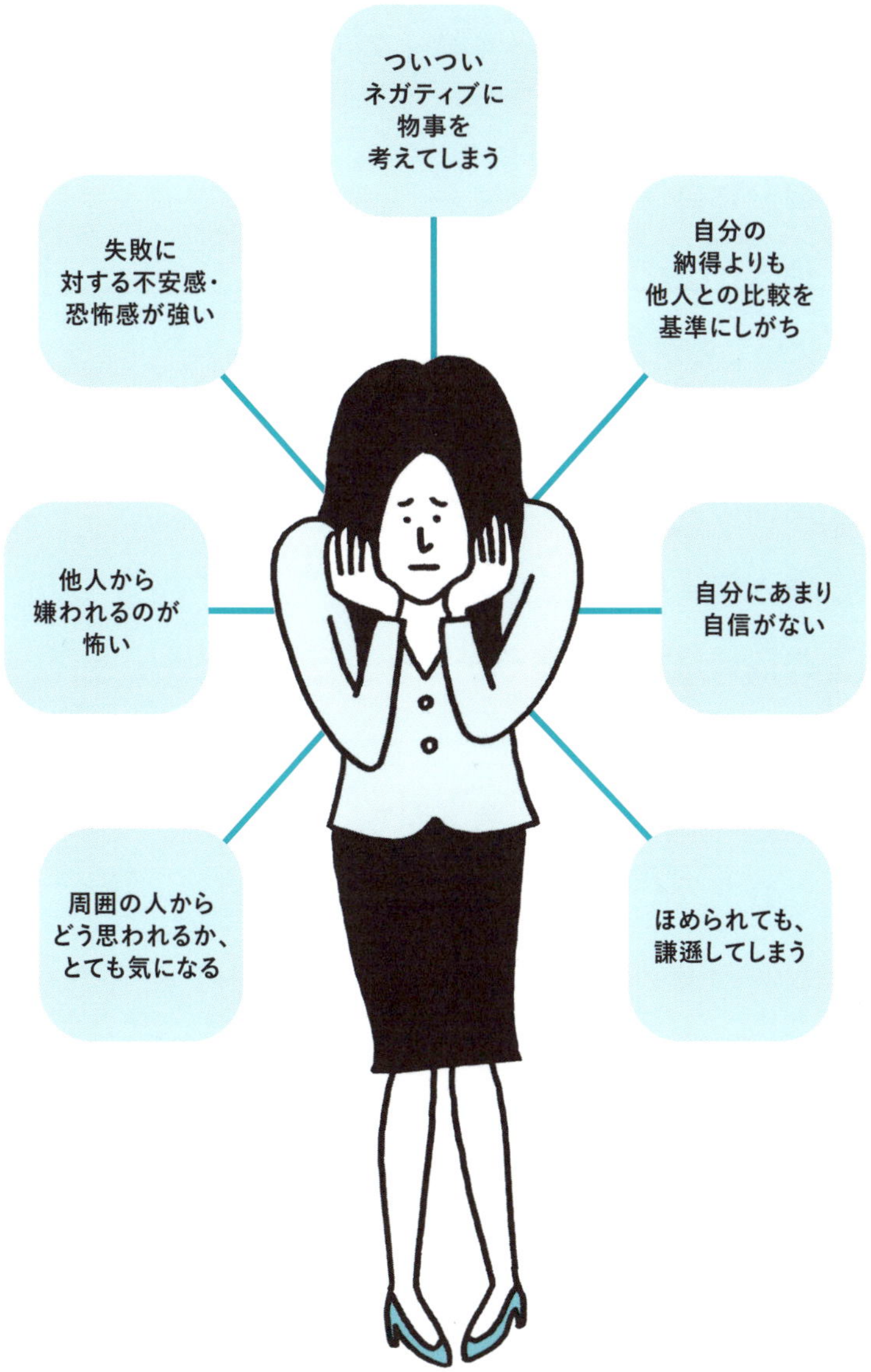
ついつい
ネガティブに
物事を
考えてしまう
失敗に
対する不安感・
恐怖感が強い
自分の
納得よりも
他人との比較を
基準にしがち
他人から
嫌われるのが
怖い
自分にあまり
自信がない
周囲の人から
どう思われるか、
とても気になる
ほめられても、
謙遜してしまう

悲観思考タイプの特徴

- [ ] 自分に自信がない
- [ ] 他人と比較する
- [ ] よいことがあっても素直に喜べない
- [ ] ほめられても素直に受け取れない
- [ ] 周囲の人からどう思われるか気になる
- [ ] 他人に嫌われたくない
- [ ] 失敗に対する恐怖心がある
- [ ] 挑戦が苦手
- [ ] 物事をネガティブに考えがち

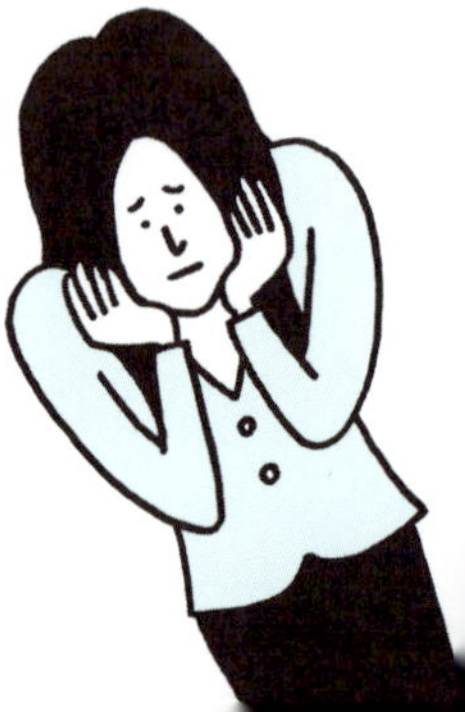

こんな一面も

- □ 他人の意見や話に耳を傾けるので、周囲の人からは、人あたりがよく接しやすい人だと思われている
- □ 仕事では、他人からも評価されるようなクオリティを追求する

このタイプに効果的なスキル

ビリーフチェンジ → 86ページ
ルーティーン法 → 98ページ
森田療法 → 110ページ
アファメーション法 → 126ページ
笑う → 142ページ
セルフコンディショニング → 162ページ
ストレス姿勢 → 166ページ
有酸素運動 → 170ページ

気を遣いすぎて疲れちゃった……

過敏反応タイプ

他人に対して愛情深く接し、気遣いをするのがこのタイプです。その分、他人にも同様の気遣いや接し方を求める傾向があります。

自分に自信がないため、他人からネガティブな指摘をされたり、敵意を向けられたりすると、過剰に反応します。普段は穏やかな人でも、突然怒り出したり、落ち込んだりすることがあります。

また、本来はまったく別のものを結びつけて考えてしまう傾向があります（心理学では「連合の法則」といいます）。たとえば、「隣の部署のAさんに挨拶したら無視された。あの人は性格の悪い嫌な人だ。もうつき合いたくない」のように、相手が発したひとことや行動1つから、その人のすべての人格を決めつけてしまうことがあります。

このタイプの人は、**人それぞれの違いを認め、相手がとる行動や発する言葉に、過剰に反応しないようにすること**が、ストレスマネジメントにおいては必要です。

挨拶をしなかったのは、考え事をしていてあなたに気がつかなかったのかもしれません。気分が落ち込んでいたり、心配事があって、気遣いができない状況の人もいます。その場の言葉や行動だけで反応したり、決めつけたりするのではなく、全体を見て冷静に判断する力を身につけましょう。

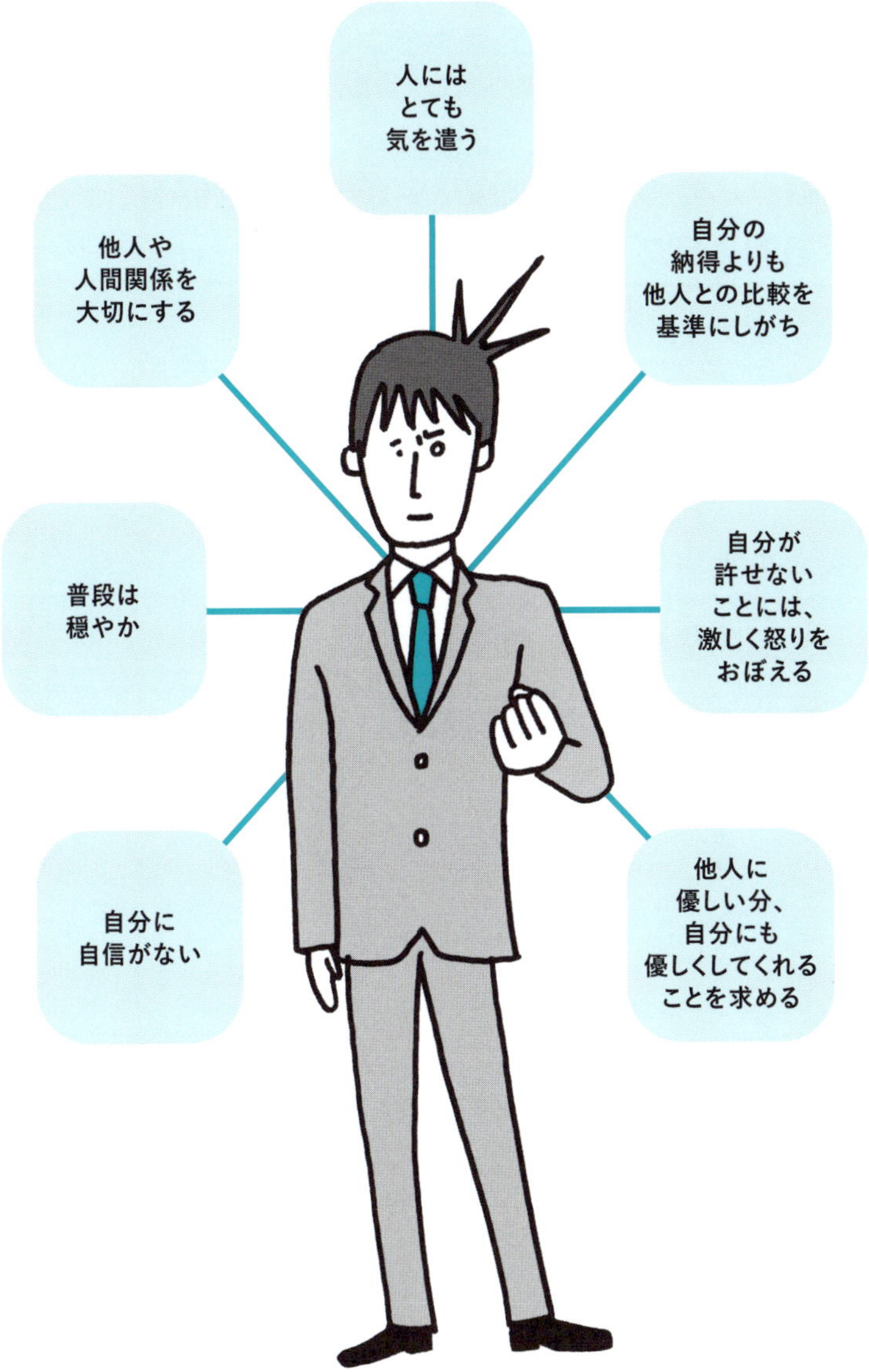
人には
とても
気を遣う
他人や
人間関係を
大切にする
自分の
納得よりも
他人との比較を
基準にしがち
普段は
穏やか
自分が
許せない
ことには、
激しく怒りを
おぼえる
自分に
自信がない
他人に
優しい分、
自分にも
優しくしてくれる
ことを求める

過敏反応タイプの特徴

- 自分に自信がないため、ネガティブな指摘には過剰に反応する
- ネガティブな反応にも弱い
- 普段は穏やか
- 他人に対して気を遣う
- 人を大事にする
- 人間関係を大切にする
- 自分に対しても同様の気遣いや愛情を求める

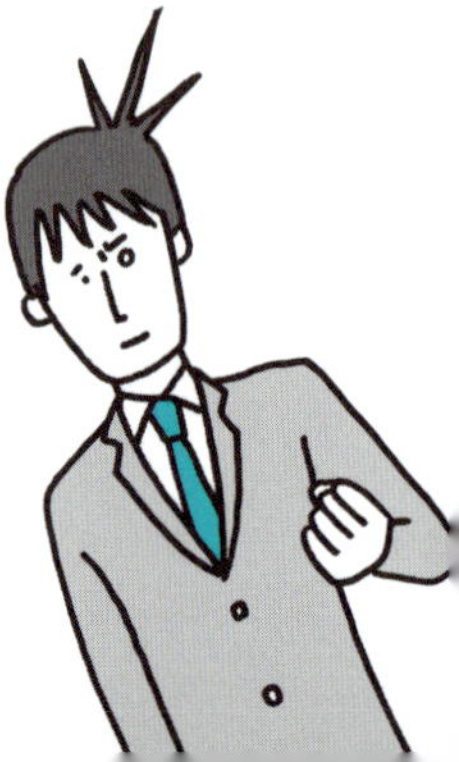

こんな一面も

- 「気遣いのできる人」と、周囲からは評判が高い
- 仕事には意欲的で、任せられた仕事に対して全力で取り組む
- 実はクールな一面もある

このタイプに効果的なスキル

ビリーフチェンジ → 86ページ
森田療法 → 110ページ
内観法 → 114ページ
丹田呼吸法 → 130ページ
漸進的筋弛緩法 → 134ページ
自律訓練法 → 150ページ
アサーティブ・コミュニケーション → 174ページ
ザイアンス効果・返報性の法則 → 178ページ

私が間違ってるわけない！

自尊心偏重タイプ

このタイプは、人一倍自尊心が強く、他人からの過大な評価を求めます。自分に自信があるのはよいことですが、やや独善的で、自分の意見がすべて正しいと思ったり、他人の意見を受け入れることができない傾向があります。

一方で、自分の弱い部分を受け入れられない面があるため、他人からの評価を自信のよりどころにしがちです。

このタイプの人は、**自分の意見を主張するだけでなく、その意見は「相手にとってもメリットがあるか」「周囲とのバランスは大丈夫か」などの側面から考えてみる**ようにしましょう。

他者を受け入れるスタンスを持つことは、思考の枠を広げ、自分自身の成長につながります。

また、周囲からの評価を得ることに固執し過ぎると、自分を過大に見せようと無理をしたり、人に頼ったり相談することができなかったりして、自分で自分を追いつめてしまいます。自分の弱い部分を認め、他人にも開示するようにしましょう。

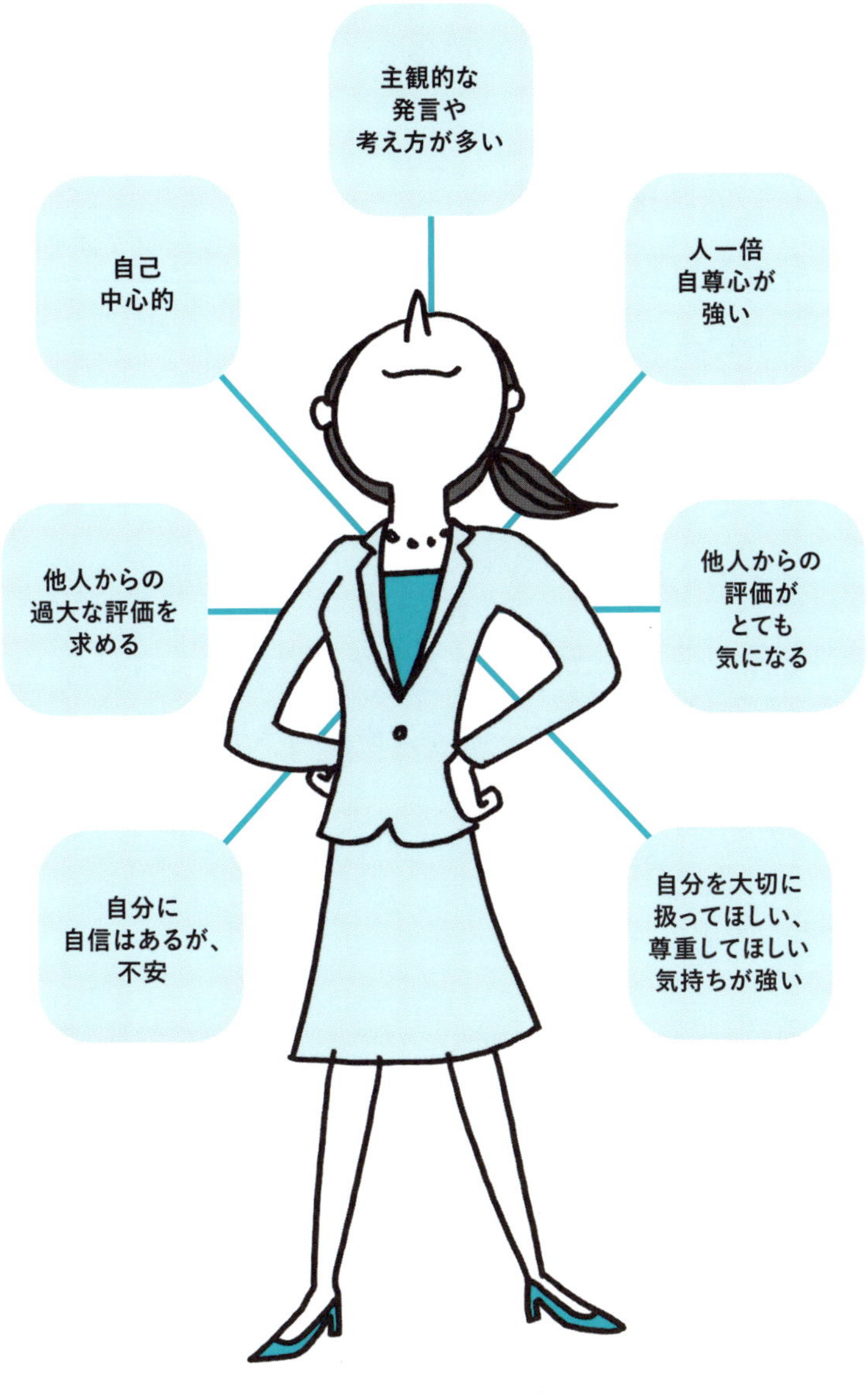
主観的な
発言や
考え方が多い
自己
中心的
人一倍
自尊心が
強い
他人からの
過大な評価を
求める
他人からの
評価が
とても
気になる
自分に
自信はあるが、
不安
自分を大切に
扱ってほしい、
尊重してほしい
気持ちが強い

自尊心偏重タイプの特徴

- [ ] 人一倍自尊心が強い
- [ ] 自分を尊重してほしい
- [ ] 自分に大きな自信を持っている
- [ ] 他人からの評価がとても気になる
- [ ] 他人からの過大な評価を求める
- [ ] 自己中心的
- [ ] 自分の弱い部分を受け入れられない
- [ ] 人に相談したり、アドバイスを受け入れるのが苦手

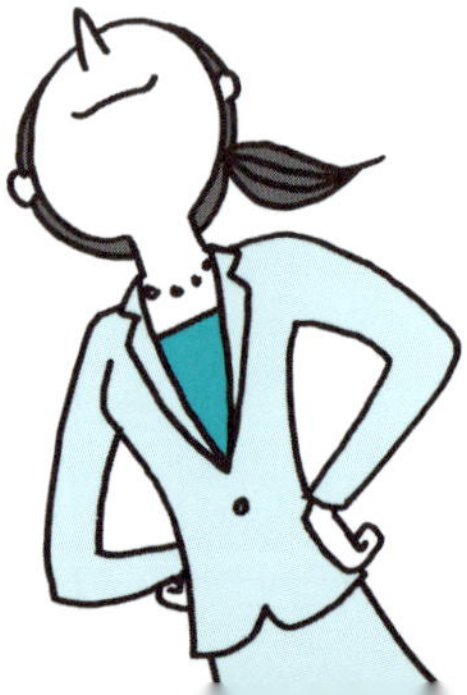

こんな一面も

- 自分の意見をしっかりと持ち、それを周囲に伝えていくことができるので、「頼れる存在」として見られる
- 目標達成するための努力や研鑽が苦ではなく、人知れず行っている
- カリスマ的な魅力を持ち、リーダーとしてまわりを導く人もいる

このタイプに効果的なスキル

ストレス抽出法 → 90ページ
段階的フラッディング法 → 102ページ
森田療法 → 110ページ
認知行動療法 → 118ページ
丹田呼吸法 → 130ページ
自律訓練法 → 150ページ
アサーティブ・コミュニケーション → 174ページ

こんなに気を遣っているのに……

他者中心タイプ

このタイプは、周囲に対して非常に気を遣い、あまり自分の意見を主張せず、争いごとをなるべく避けようとする傾向が強くあります。

人づき合いは非常によいのですが、その裏には、断ったらどうなるだろう、どう思われるだろうという感情が存在しています。

友人関係でも気を遣うので、時にはその関係に疲れてしまうこともあります。そのため、自分を変えたい、違うキャラクターになりたいという願望を持っている傾向があります。

気持ちや意見をぶつけ合うコミュニケーションが苦手で、自分が相手と対立することはもちろん、他人同士の争いを目にするだけでも大きな不安や恐怖を感じがちです。

このタイプの人がストレスをためないために必要なことは、まず、**自分の気持ちや意見を大切にすること**です。周囲に対して優しい気持ちを持つことはとてもよいことですが、自分を犠牲にしてまでというのは、適切ではありません。本来、誰かのためになれる人というのは、自分を大切にし、自分のために生きている人です。

また、**時には自分自身の意見や考えを、きちんと伝え、主張していくこと**も重要です。

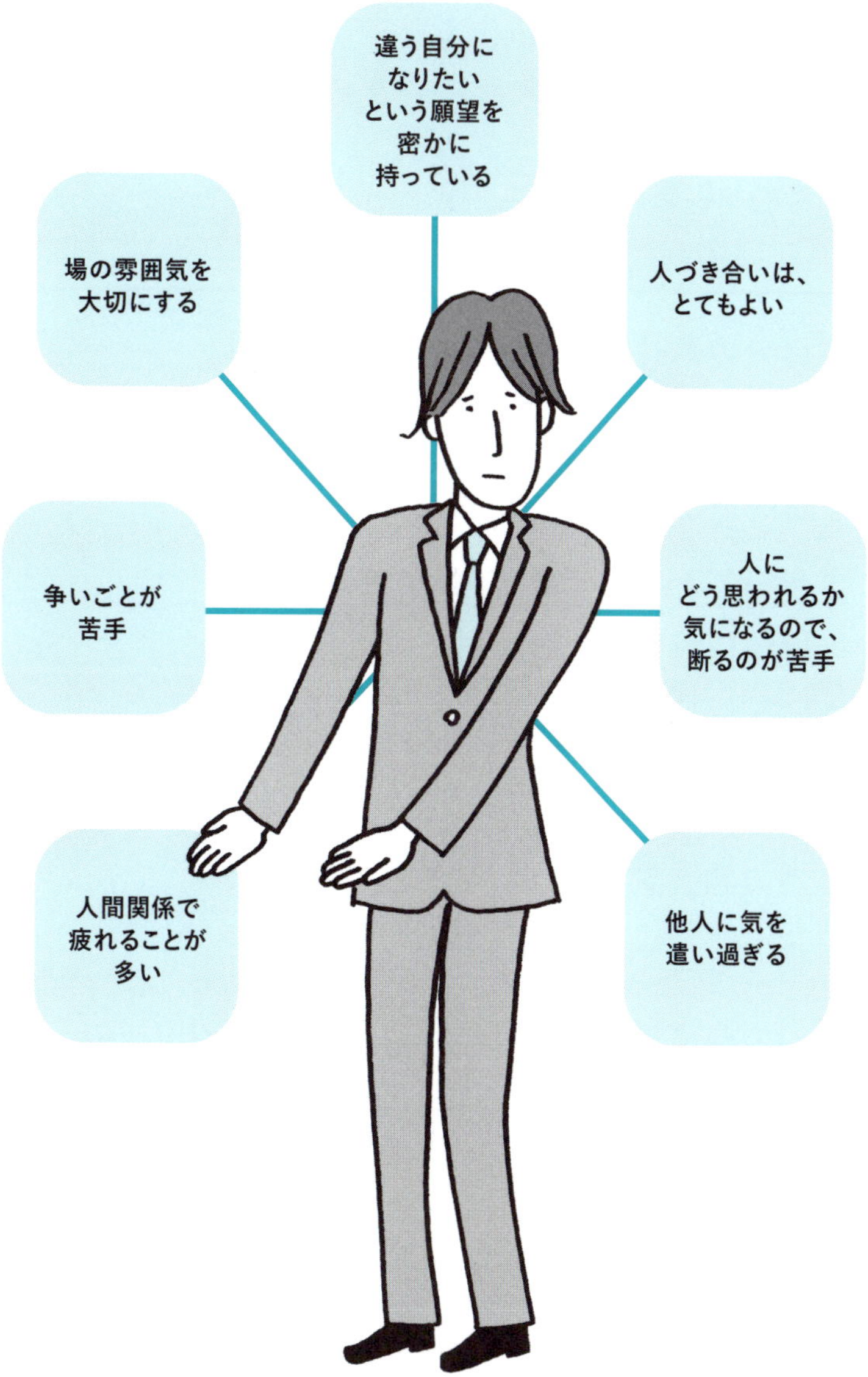
違う自分に
なりたい
という願望を
密かに
持っている
場の雰囲気を
大切にする
人づき合いは、
とてもよい
争いごとが
苦手
人に
どう思われるか
気になるので、
断るのが苦手
人間関係で
疲れることが
多い
他人に気を
遣い過ぎる

他者中心タイプの特徴

- まわりに気を遣う
- 人の話をよく聞く
- 自分の意見はあまり言わない
- 人に嫌われないか不安
- 気を遣い過ぎて疲れる
- 争いごとが苦手で、自分が折れてでも穏便に済ませたい
- 他人同士の争いを目にするだけでも不安になる
- 意見を激しくぶつけ合うコミュニケーションが苦手
- 場の雰囲気を大切にする
- 相手を立てる
- 心の奥底では、違う自分、違ったキャラクターの自分になりたいという願望を持っている

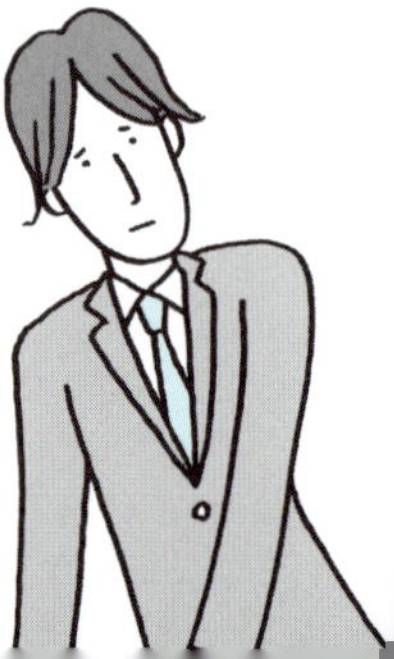

こんな一面も

- [ ] まとめ役、盛り上げ役として、周囲から信頼されている
- [ ] 「優しくていい人」として認識されている

このタイプに効果的なスキル

ビリーフチェンジ → 86ページ
ヴィジュアライゼーション法 → 106ページ
丹田呼吸法 → 130ページ
自律訓練法 → 150ページ
アサーティブ・コミュニケーション → 174ページ

COLUMN 03 自分自身と向き合うことが欠かせない理由

もっと精神的に強くなりたい。ストレスをコントロールしたい。よりよいパフォーマンスをしたい。そう思った時に欠かすことができないのが、**自己理解**（自己認識）です。

まず、自分の物事のとらえ方がどのような特徴や傾向を持っていて、それが日常生活の中でどのような影響を及ぼしているのかを知りましょう。自分自身を知ることによって、心を強くするために自分が何をしていくべきかが初めて見えてきます。

しかし、「自分自身を理解する」のは、実はなかなか難しいことです。自分自身を理解するには、自分自身の好きな部分や長所だけではなく、嫌いな部分や短所、自分の仕事や生活にネガティブな影響を与えている部分に「向き合う」作業も必要だからです。でも、自分の嫌な部分、悪い習慣などの原因になっている部分って、あまりじっくり見たくないですよね。

自分のネガティブな部分に向き合うことに対して、私たちは無意識に恐怖感や抵抗感を感じています。「わかっているけど、見ないようにしている」ために、「気づいてはいるけど変われない」という状態になっているのです。

私たちは誰しも、大なり小なり、「嫌だ」「不安だ」「怖い」「苦しい」という感情を、心の奥底に抱えています。そして、なるべくその感情を頭から排除しようとします。しかし人間の持つ心理特性として、心（頭）の中で、その感情を排除しよう、考えないようにしよう、違うことを考えよう、と思えば思うほど、そちらに意識が集中して、知らず知らずのうちに、不安感や恐怖感を膨らませてしまうものです。

自分の抱えるストレスに対処していくには、次のプロセスが必要です。

①　自らの抱えるストレスを顕在化させること
②　そのストレスと向き合うこと
③　自己理解（自己認識）をし、それに向き合うこと
④　自分に合ったストレス軽減方法を見つけること
⑤　その方法を実践していくこと

このコラムでは、③を取り上げました。第3章のタイプ分けテストで、みなさんも自分のストレスタイプがわかったと思います。

自分のネガティブな部分を見るのは抵抗があると思いますが、勇気を出して向き合いましょう。それがメンタルタフネスを高める第一歩になります。

Part 4

折れないメンタルをつくる 27の方法

心理的手法

物事のとらえ方を変える「ビリーフチェンジ」

仕事でミスをしてしまった時、あなたはどんなふうに感じますか？「なんで失敗しちゃうんだろう」「あの時こうしておけばよかった」「俺はダメなやつだ」「終わった」でしょうか？

一方で、こんなふうに考える人もいます。「過ぎてしまったことは仕方ない。次ミスしないようにがんばろう！」「勉強になった。これも自分にとって必要な学びだったんだ」

この違いは何でしょうか？

これはずばり、思考の違いです。もう少し詳しく言うと、自分の中にある**「コア・ビリーフ（中核の信念）」**と言われるものの違いなのです。コア・ビリーフとは、**「考え方の癖」**です。つまり、自分の心の深い部分にある自分の中の判断基準のようなものになります。このコア・ビリーフがポジティブな人は、ほとんどのことに対してポジティブな見方をする。逆にコア・ビリーフがネガティブな人は、物事をネガティブに見がちなのです。

では、このコア・ビリーフをポジティブに変えていくための方法、**「ビリーフチェンジ」**をご紹介しましょう。

❶ 紙の中央に縦に1本線を引く

POINT
**コア・ビリーフがポジティブになれば、
どんな物事もポジティブに考えられる。**

❷ その日の終わりに、1日の出来事を紙の左側に書き出す（細かくなくてOK）
❸ その中で、自分にとって少しでもネガティブな体験・出来事があれば○をする
❹ その○をした出来事の右側に、ポジティブなとらえ方を考え書き出す

これを毎日繰り返し行うのです。

自分の心を変えたり、強く保っていくためには、最初は日々のトレーニングが必要です。一足飛びの近道はありません。日々繰り返し、習慣化されれば、紙に書き出す必要はなくなってきます。自然とポジティブな考えが頭の中に浮かんでくるようになります。習慣化されるまでは、少しがんばりましょう。

誤解のないよう伝えておきますが、私は決して、「ポジティブ思考がいちばん！」「ポジティブ最高！」などと言っているのではありません。苦しい、悲しい、つらい、嬉しい……そんな自分の感情とまずは向き合いましょう。そのうえで、いろいろな視点で物事をとらえてみるのです。悲しい、苦しいと思ったことにも、同時に違うとらえ方もできるようにしましょう。

ネガティブな考えを無理やりポジティブに変えたり、消し去ろうとする必要はありません。**大切なことは、ネガティブな見方だけでなく、「いろいろな視点から物事をとらえられるようになる」ことなのです。**

図解 「ビリーフチェンジ」でポジティブに

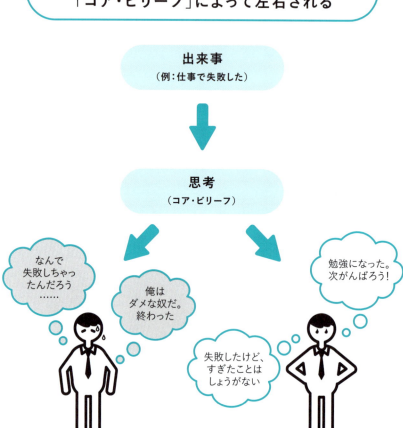

出来事のとらえ方は、「コア・ビリーフ」によって左右される

出来事
（例：仕事で失敗した）

↓

思考
（コア・ビリーフ）

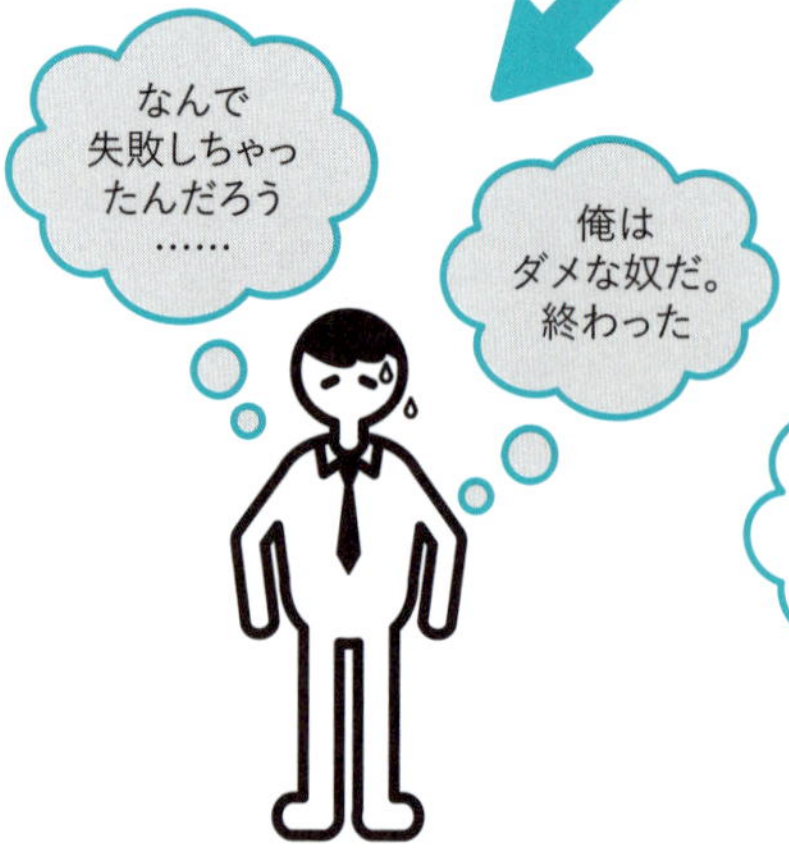
なんで失敗しちゃったんだろう……
俺はダメな奴だ。終わった

ネガティブなとらえ方

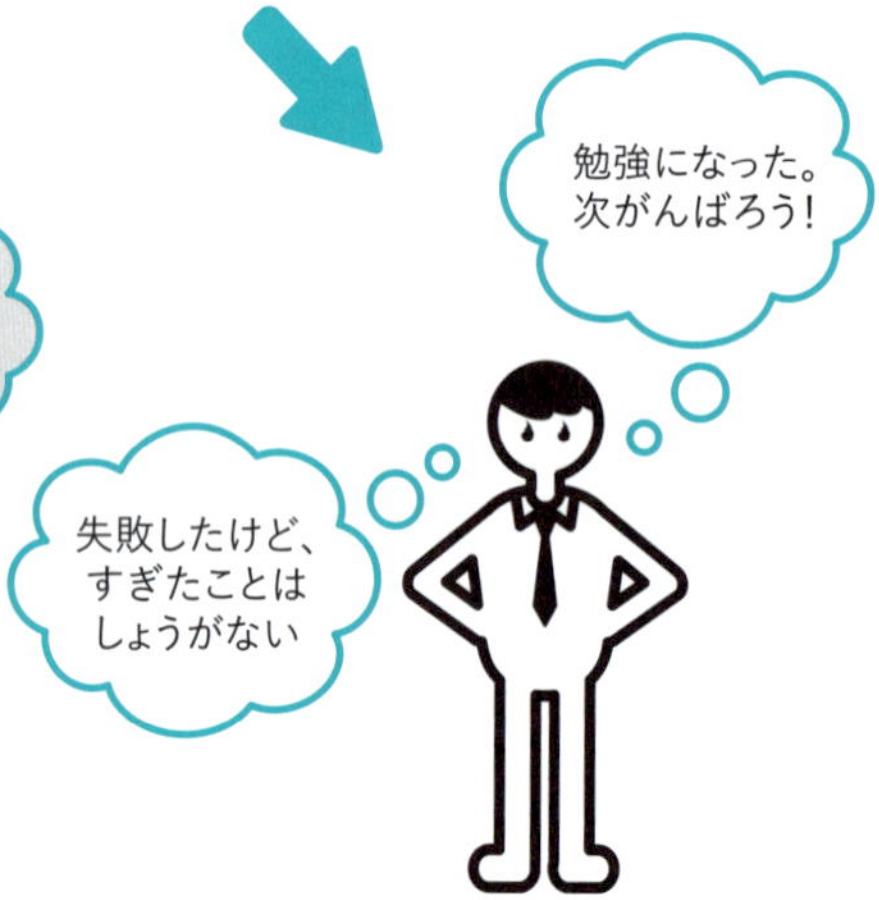
勉強になった。次がんばろう!
失敗したけど、すぎたことはしょうがない

ポジティブなとらえ方

「ビリーフチェンジ」してみよう!

今日の出来事	ポジティブなとらえ方
・寝坊して遅刻しそうになった	
・同僚のAに嫌なことを言われた	人が言われると嫌なことを学べた
・おいしいランチを食べた	
・ミスをして上司に叱られた	同じミスを繰り返さないようにするために言ってくれた
・急に仕事を頼まれて、予定の仕事ができなかった	突発的な依頼を事前に想定しておくこと、頼まれた時には自分の現状をきちんと伝えること、の必要性を学んだ
・夜寝る前にランニングをした	

心理的手法

ストレスを顕在化させる「ストレス抽出法」

あなたは、自分が抱えているストレスを、すべて把握していますか？　答えは「ＮＯ」という人が多かったのではないでしょうか。悩みや嫌なこと、できればあまり真剣に向き合いたくないですよね。

しかし、私たちは、自分の抱える悩みや不安感を、客観的にとらえることができた時、初めてその１つ１つの問題に向き合えます。問題に向き合えて初めて、そこから解決への道を探っていくことができます。

反対に言えば、悩みがあるのにそのことから目を背けていると、いつまでたっても解決しません。

そんな時に効果的なのが、ストレスを顕在化させる **「ストレス抽出法」** です。

❶ 自分のストレスをすべて書き出す

悩んでいること、不安なこと、モヤモヤすること、嫌だと思っていること、恐ろしいことなど、小さなこともすべて書いてください。

❷ それらをカテゴリー分けする

それぞれに「○○ストレス」などと、カテゴリー名をつけてみましょう。

❸ 自分の「ストレス傾向」を客観的に見つめる

たとえば、「こうやって出してみると、Ａ社の仕事に関するストレスが多い

POINT
自分の悩みを客観的に見つめることで、心の中が整理され、心が軽くなる。

な」とか、「上司のBさんに関するストレスがほとんどだな」とか、自分の傾向が見えてきます。

もちろん、自分が抱えるストレスを顕在化して、傾向を把握したからといって、問題がいきなり解決するわけではありません。

ですが不思議なもので、**自分の心の内にあるものを顕在化し、傾向を見ることによって、「心の中の整理」ができます。**自分は、どんなことに悩んでいるのか、それはどんなものなのか、どんな傾向があるのか……。それがわかるだけでも、心が軽くなります。

心を強く保つためには、自分自身のことを把握する「自己認識・自己理解」が重要な要素になります。すなわち「現状把握」です。「ストレス抽出法」で、心の中（頭の中）に抱えている形の見えない悩み・ストレスを言語化して書き出すことにより、自らの現状把握を強化することができるのです。

「ストレス抽出法」に関しては、定期的に行ってみるとさらによいでしょう。半年や1年に1回など、自分の心の定期的な棚卸しのつもりで行ってみてください。

図解 「ストレス抽出法」をマスターする

ストレスを書き出して、分類せよ！

- ・後輩の○○がなかなか育たない → 仕事ストレス
- ・先輩の△△さんが、自分にばかり雑用を押しつける → 仕事ストレス
- ・営業成績が最近振るわない → 仕事ストレス
- ・□□さん（上司）に飲みに誘われると断れない → 仕事ストレス
- ・自宅のエアコンが故障している → 住居ストレス
- ・夜なかなか寝つけない → 健康ストレス
- ・運動不足 → 健康ストレス
- ・残業が多い → 仕事ストレス
- ・食生活がよくない（コンビニや外食が多い） → 健康ストレス
- ・部屋が汚い → 住居ストレス
- ・取引先の▽▽さんと相性が悪い。商談ができない → 仕事ストレス
- ・旅行の計画を立てたいのに、仕事で時間がない → 仕事ストレス
- ・実家の母親の体調がよくない → 親ストレス
- ・先月お金を使いすぎて金欠 → 金銭ストレス
- ・友人の結婚ラッシュ → 恋愛ストレス
- ・友人に貸したお金が返ってこない → 金銭ストレス

書き出すだけで、すっきりする事例も！

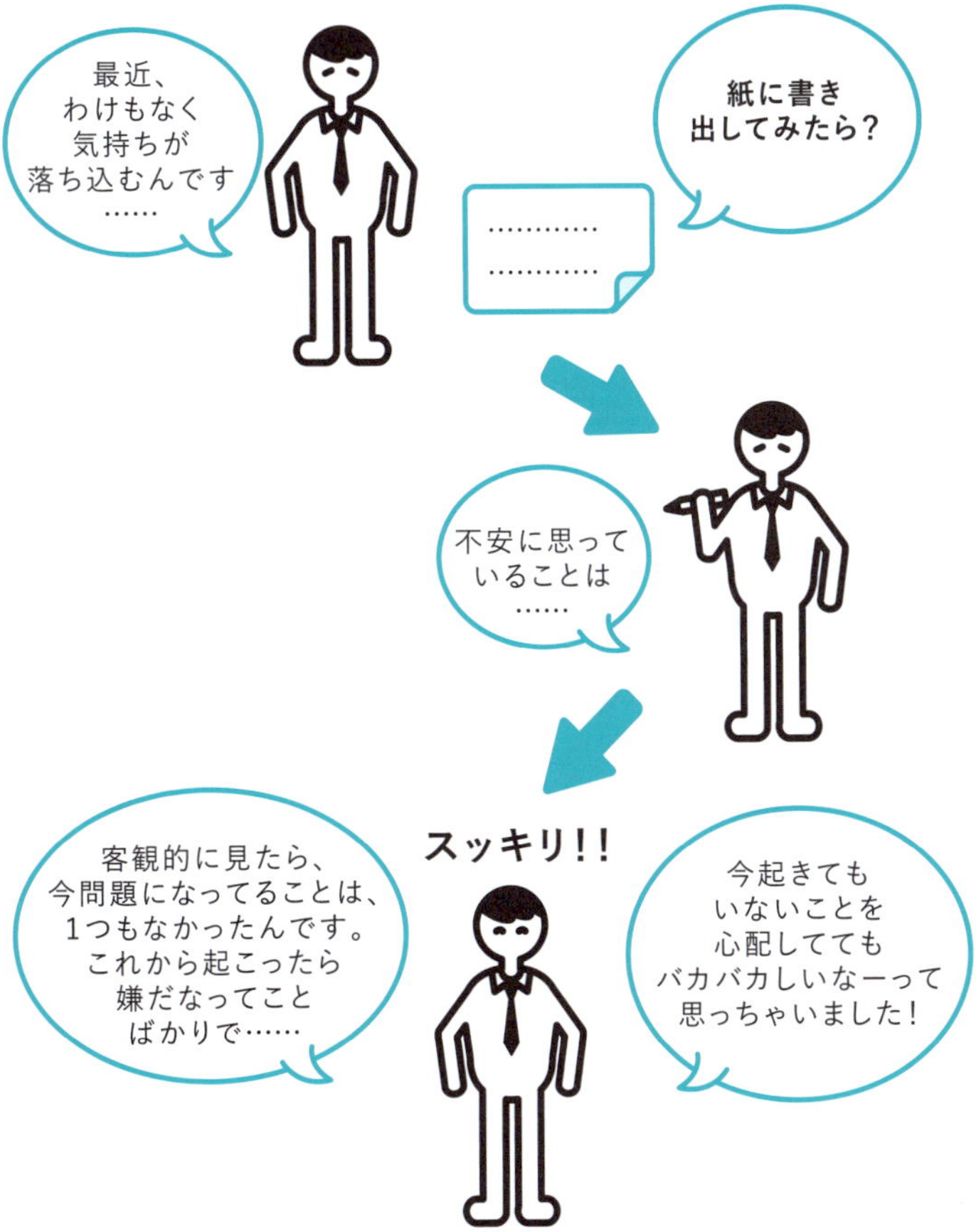

心理的手法

考えの中心軸を持つ「SFA（ソリューション・フォーカスト・アプローチ）」

「あなたの考えの中心軸は何ですか？」と聞かれて、すぐに答えられますか？　この世に、何1つ迷わず、何1つ悩まない、という人はほとんどいないでしょう。もしそんな人がいたら、うらやましい限りですが。

人は悩んだり、迷ったりした時に、何か自分の中での判断基準、すなわち自分なりの「軸」があると、解決に向かいやすいと言われています。

そうは言っても、自分なりの「軸」をいきなり持つのは難しい。そこで、とてもシンプルに取り入れられる、心理療法の1つをベースにした「軸」となる考え方をお教えします。

この軸は、以下の3つのシンプルなルールから成り立っています。

ルール1：もしうまくいっていないのなら、（なんでもいいから）違うことをせよ

ルール2：もしうまくいっているのなら、変えようとするな

ルール3：もし一度やってうまくいったのなら、またそれをせよ

たったこれだけです。これは、「SFA（ソリューション・フォーカスト・アプローチ）」という心理療法の中心哲学とも言うべき考え方なのですが、シンプルでとてもわかりやすい。

POINT
問題ではなく解決にフォーカスし、
3つのルールにしたがって判断していく。

SFAは、「解決志向」と言われています。問題に焦点をあてる「問題志向」ではなく、解決に焦点をあてる「解決志向」ですね。これは、「コーチング」の源流とも言われており、私も、コーチングなどがテーマの教育研修の現場ではこの考えを応用して教えています。

私は普段、ルール2とルール3をさらにシンプルにカスタマイズして、このように紹介しています。

ルール1：もしうまくいっていないのなら、（なんでもいいから）違うことをせよ
ルール2：もし一度やってうまくいったのなら、またそれをせよ
ルール3：もしうまくいっているのであれば、さらによい方法を試してみよ

人間、現状にとどまった考えでいると、いつかそれがうまくいかなくなることも多々あります。しかし常に、「さらに」よい方法を探っていれば、前進するエネルギーがそこから生まれます。自分の心を強くすることに、ゴールはありません。このような何か自分にとっての「軸」を持つことは、悩んだ時、行きづまった時、きっとみなさんの助けとなるでしょう。

図解 「SFA（ソリューション・フォーカスト・アプローチ）」をマスターする

「問題」ではなく、「解決」に焦点をあてる

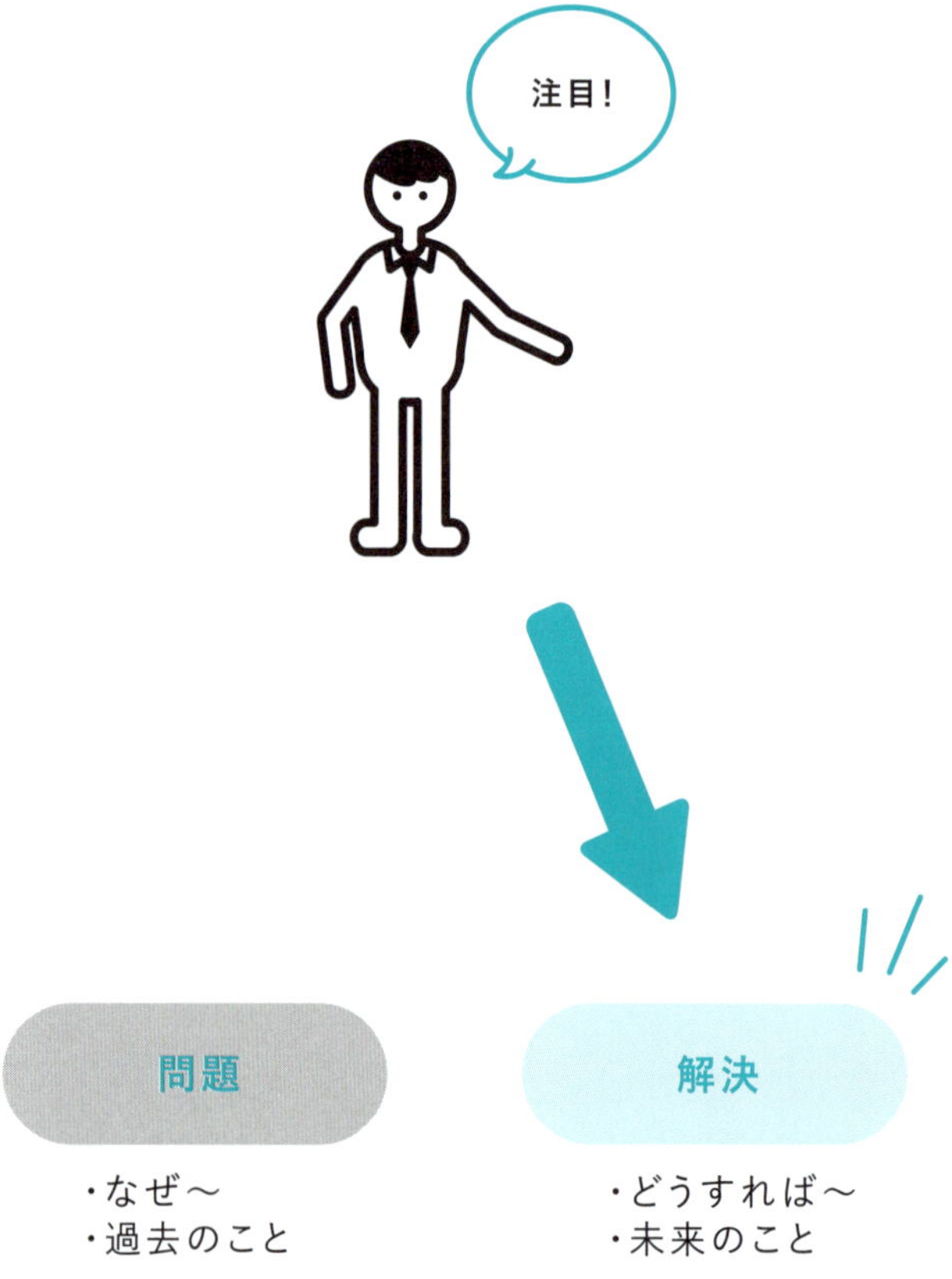
注目！
問題
・なぜ～
・過去のこと
解決
・どうすれば～
・未来のこと

シンプルな3つのルール

ルール
1 もしうまくいっていないのであれば、
（なんでもいいから）
違うことをせよ

ルール
2 もしうまくいっているのなら、
変えようとするな

ルール
3 もし一度やってうまくいったのなら、
またそれをせよ

心理的手法

よいサイクルを自分でつくる「ルーティーン法」

メンタルトレーニングでよく出てくる「ルーティーン」という言葉があります。これは、**「自分のモチベーションを上げたり、気持ちの切り替えができるような行動を何かの前に必ず行うというサイクルをつくること」**を指します。

メジャーリーガーのイチロー選手が、打席に入った時に必ず同じ動作をすることはよく知られていますよね。柔道のオリンピック選手が、試合の前に跳びはね、背中をたたいてもらったりしているのもそうです。少し前に引退した有名力士は、取り組み前に必ず、自分の顔や胸をバシバシ激しくたたいていました。

読者のみなさんはプロアスリートではないと思うので、このような激しい行動をするというのは違和感があります。そこで、一般のビジネスパーソンでも簡単に行うことができる「ルーティーン」を紹介しましょう。

❶ **自分が元気になったり、やる気が出たり、嬉しくなったりすることを考えて、すべて書き出す。小さなことでOK**

例：上司にほめられること／仕事中のコーヒーブレイク／おいしいものを食べること／愛車をいじること／音楽を聴くこと

❷ **それを、「仕事」と「プライベート」で分類する**

❸ **さらに、「自分1人ではどうにもならないこと」と「自分1人でどうにかなる**

こと」で分類する

例：上司にほめられること→「自分1人ではどうにもならないこと」

仕事中のコーヒーブレイク／おいしいものを食べること／愛車をいじること／音楽を聴くこと→「自分1人でどうにかなること」

④「自分1人でどうにかなること」の中で、仕事とプライベートのそれぞれで実践することを決め、その行動を「定期的に」かつ「意識的に」行う

これが「ルーティーン法」です。とてもシンプルで簡単ですよね。

要は、自分にとって心地よいこと、元気になれることを見つけ、意識して、定期的に実践していくことです。心地よくなれること、元気になれることを、自分の日常生活の一部に組み込んでしまうのです。

おそらく今までは、自分にとって「快」となることを、なんとなくやっていたのではないでしょうか。ルーティーン法とは、それを意識して実行するということです。しかも定期的に。たとえば、「毎週○曜日に」とか、「毎月○日に」とか、小さいことであれば、「毎日○時頃に」などになるでしょう。

これらをサイクル化していくことで、「快」の状態を自分で意識的につくることができるのです。

POINT
自分にとって心地よいことを意識して、
仕事中や日常生活の中で定期的に行う。

図解

「ルーティーン法」をマスターする

プロアスリートには、本番前に決まって行う動作がある

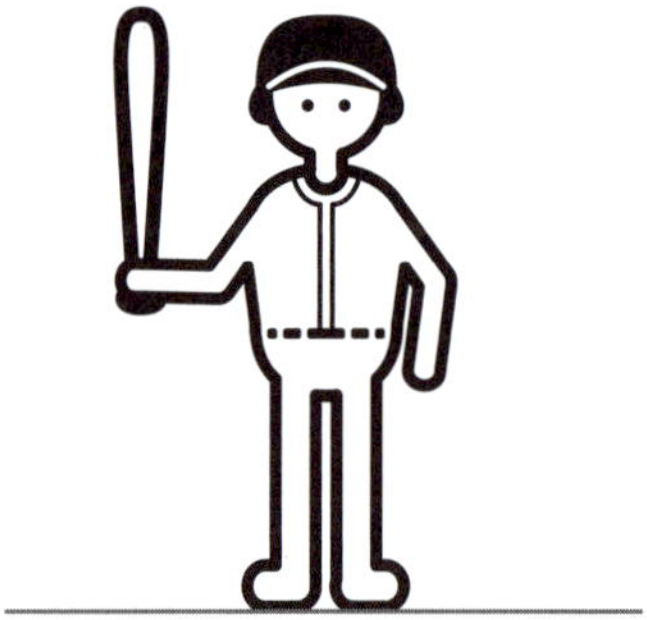

プロ野球選手が
バッターボックスに入った時の動作

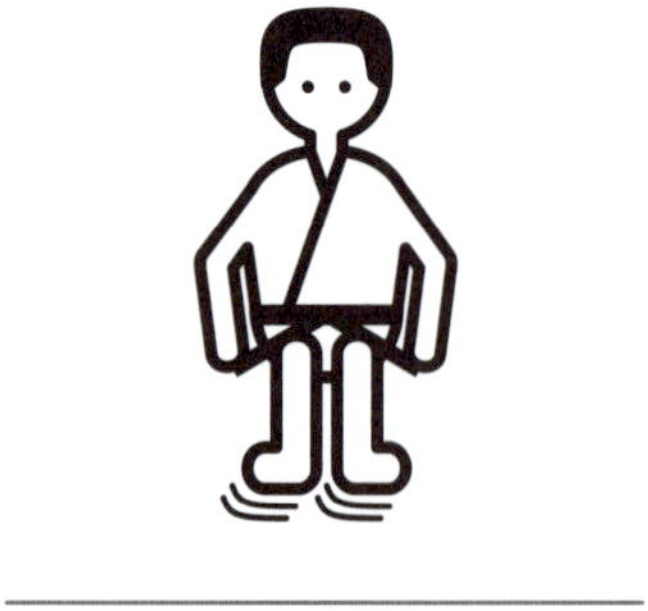

柔道のオリンピック選手が
試合前に跳びはねる動作

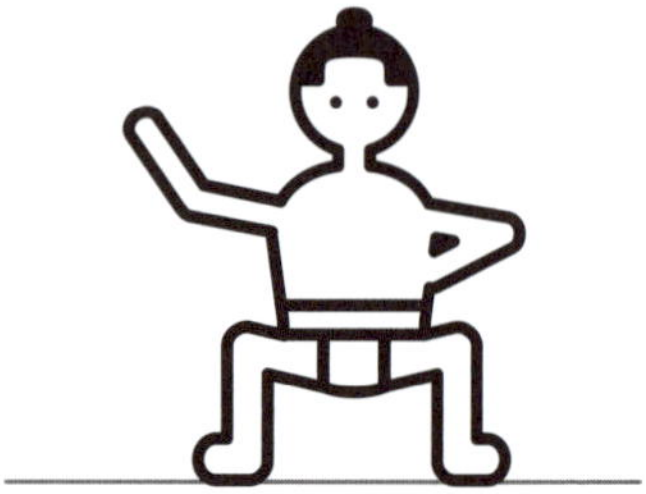

相撲の力士が
取り組み前に行う動作

自分のモチベーションを上げる方法を見つける

1 自分が元気になったり、やる気が出たり、嬉しくなったりすることを書き出す

上司にほめられること／仕事中のコーヒーブレイク／
おいしいものを食べること／
愛車をいじること／音楽を聴くこと

2 それを、「仕事」「プライベート」で分類する

仕事：上司にほめられること／仕事中のコーヒーブレイク
プライベート：おいしいものを食べること／
愛車をいじること／音楽を聴くこと

3 さらに、「自分1人ではどうにもならないこと」「自分1人でどうにかなること」で分類する

仕事：自分1人ではどうにもならないこと：上司にほめられること
仕事：自分1人でどうにかなること：仕事中のコーヒーブレイク
プライベート：自分1人でどうにかなること：
おいしいものを食べること／愛車をいじること／音楽を聴くこと

4 「自分1人でどうにかなること」の中で、仕事中・プライベートに、それぞれ実践することを決める

仕事中は、コーヒーブレイクを午後3時頃に必ずとる
プライベートでは、寝る前に10分くらい音楽を
必ず聴いてリラックスする

ネガティブな出来事を仮想体験する「段階的フラッディング法」

心理的手法

私たちがいちばん精神的に落ち込むのはどんな時だと思いますか？　それは、未体験のネガティブな出来事が自分に起こった時だと言われています。

私たちの心は、未体験の出来事にとても弱いという特徴を持っているのです。反面、一度でも体験したことのある出来事には、ストレス耐性が強くなるという特徴もあります。これは必ずしも、実体験でなくともよいのです。

「段階的フラッディング法」は、頭の中で仮想体験しておくことで、現実にネガティブな出来事が起こった際のショックを和らげるという手法です。

❶ 将来起こった場合、大きなストレスとなりそうな出来事を紙に書き出し、それをイメージしてみる

仕事・プライベートで、最悪の出来事は何か考えてください。

❷ その出来事が起こった場合、自分や周囲の環境はどう変化するか、どんなことが起こりうるか、できるだけ詳細にイメージする

通常、人は自分にとってネガティブなことは、頭の中で考えるのも嫌な気持ちになるので、なるべく避けようとします。しかし、そこをあえて詳細に、明確にイメージすることが大事なのです。

POINT
「まずは動いてみる」ことで視点が切り換わる。
実際に出来事が起きる前に、最初のアクションを考えておこう。

ここまでで事前イメージは完了ですが、さらに1つ踏み込んでみましょう。

❸ そのネガティブな出来事が自分の身に起こった場合にとりたい最初のアクション（行動）を考え、それを紙に書き留める

ポイントは、なるべく具体的にということ。たとえば、「○○さんに電話する」とか、「○○の場所に行く」などです。あくまで最初のアクションなので、根本的な解決策でなくてかまいません。

人は、現実にネガティブな出来事が起こると、思考が働かなくなり、「つらい、苦しい、悲しい、嫌だ」といった、負の感情に支配されてしまいがちです。だからこそ、何も起こっていない時に、ネガティブな出来事が起こった際の、最初のアクションを決めておくことに価値があるのです。

なぜ、最初のアクションなのか？ それは、人の心理特性に関係しています。人は、行動すると思考が切り替わりやすいという心理的特徴を持っています。同時に、動くことによって、物事を違った視点から見ることができるようになることも往々にしてあります。だからこそ、「まず何か動いてみる」こと。つまり最初のアクションが重要なのです。

図解 「段階的フラッディング法」をマスターする

ネガティブな出来事を想定して、
「最初のアクション」を決めておく

すでに決めてある場合

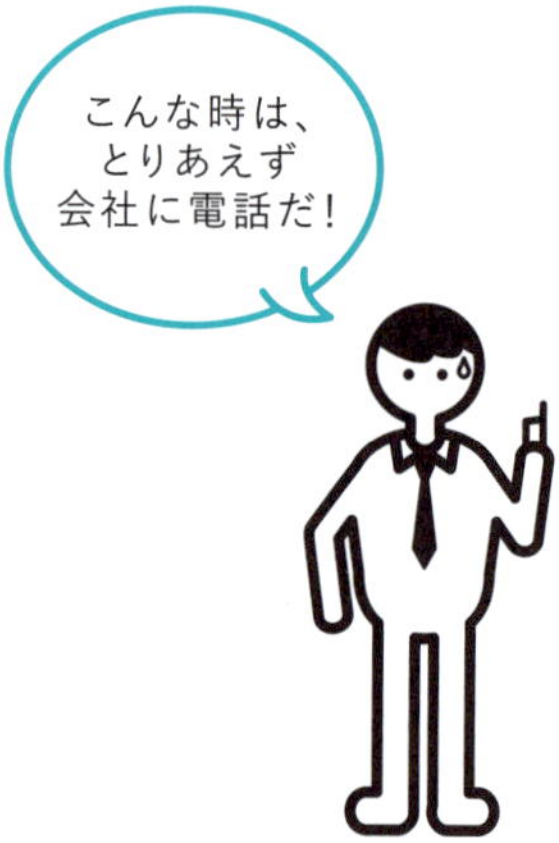
こんな時は、
とりあえず
会社に電話だ！

行動することで
思考が切り替わる

決めていない場合

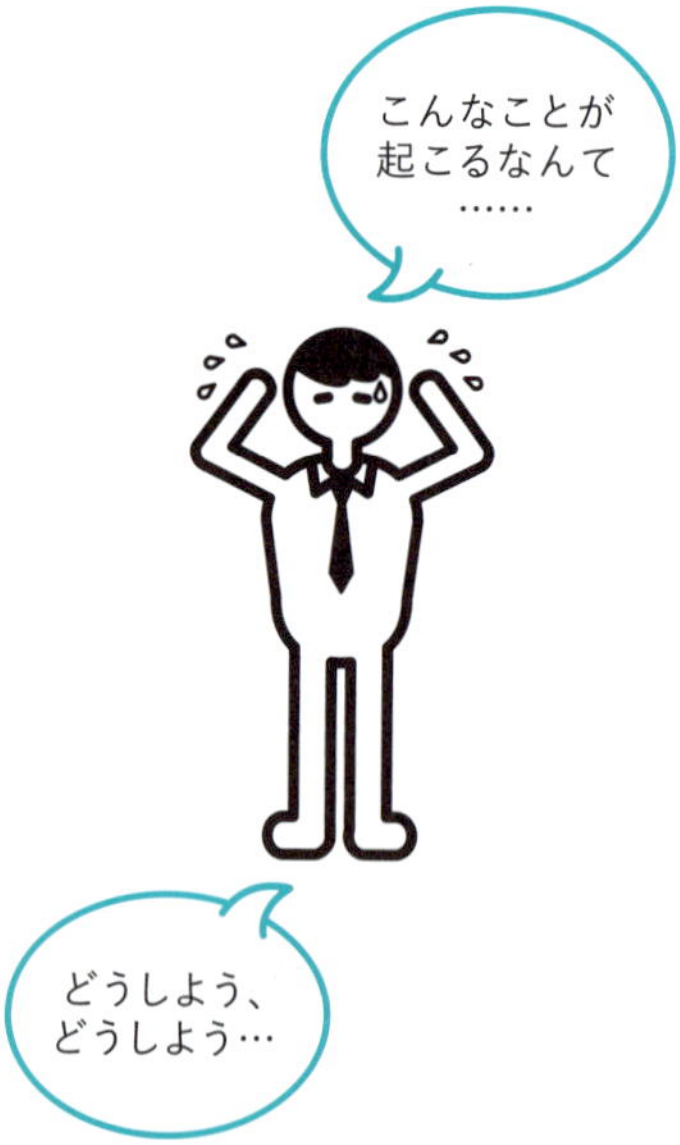
こんなことが
起こるなんて
……
どうしよう、
どうしよう…

負の感情に
支配されて
思考が働かなくなる

書き出してみよう!

❶ 自分の身に起こったら大きなストレスになるであろうこと	❷ 自分や周囲の環境はどう変化するか、どんなことが起こりうるか	❸ 最初のアクション
自分や家族がケガをしたり、病気になる	入院する／体が不自由になる／仕事ができなくなる／介護をしなければならなくなる	家族に電話をする
仕事で大失敗をする	自分の評価が下がる／信用を失う／減給される／クビになる	できるだけ早く上司に相談する
地震などの災害が起きる	ケガをする／住むところがなくなる／避難生活をする／家族と離れる	最寄りの避難場所へ行く

LESSON 06

心理的手法

よいイメージを視覚化する「ヴィジュアライゼーション法」

前項で紹介した「段階的フラッディング法」は、ネガティブなイメージについてでしたが、この**「ヴィジュアライゼーション法」**は、ポジティブなイメージを視覚化するための手法です。

前述したように、私たちはポジティブな未来（先）のことを考えている時、脳内はとてもよい状態にあります。このポジティブな未来を、より明確に、より詳細にイメージし、頭の中で思い描くことによって、自分の心の状態を、ネガティブからポジティブにすることができるのです。

プロのアスリートが競技前に、自分が成功した場面・勝利する場面などを詳細にイメージしていることは、よく知られていますよね。近年では、ビジネスにも応用され、仕事で目標達成したイメージを持つための指導も盛んです。

では、さっそく「ヴィジュアライゼーション法」を実践してみましょう。

❶ 自分が目指す未来を、頭の中で思い描く

目指す未来とは、「こうなったら嬉しい」「こんなふうになりたい」「こんなものを手に入れたい」「こうなったら幸せだ」などです。そのことを考えるだけで、ワクワクできるような未来です。

❷ 思い描いたビジョンを実際に紙に描く

POINT
ワクワクするような未来を、できるだけ詳細に、明確にイメージすることで心の状態をポジティブに変化させる。

その時の自分はどんなふうか、まわりはどんな様子か、誰と一緒か……。できるだけ詳細に。絵の上手下手は一切気にすることはありません。大切なことは、いかに明確に頭の中でイメージし、それを絵としてヴィジュアル化していくかということなのです。

❸ その絵を眺めながら、実際にその未来を手に入れた気持ちで、再度イメージにひたる

実にシンプルです。ですがこの簡単なことが、自分の心理状態を「快」に導くのです。「起業して有名になりたい」という自分の理想を、どんどん想像するのは、楽しいはずですよね。自分の望む未来を詳細に、明確にイメージし、それをヴィジュアル化していく。このプロセスが、自分の心にとって大切なことなのです。できれば、描き上げた絵は、定期的に眺めるのがよいでしょう。そしてその絵を見ている時は、思いっきりその未来を手に入れたイメージにひたります。

目標達成のためにヴィジュアライズする手法もありますが、「ヴィジュアライゼーション法」は、あくまでも、自分の心をポジティブな「快」の状態に導き、メンタルタフネス度を高めるための方法だということを、お断りしておきます。

図解 「ヴィジュアライゼーション法」をマスターする

1 自分が目指す未来を、頭の中で思い描く

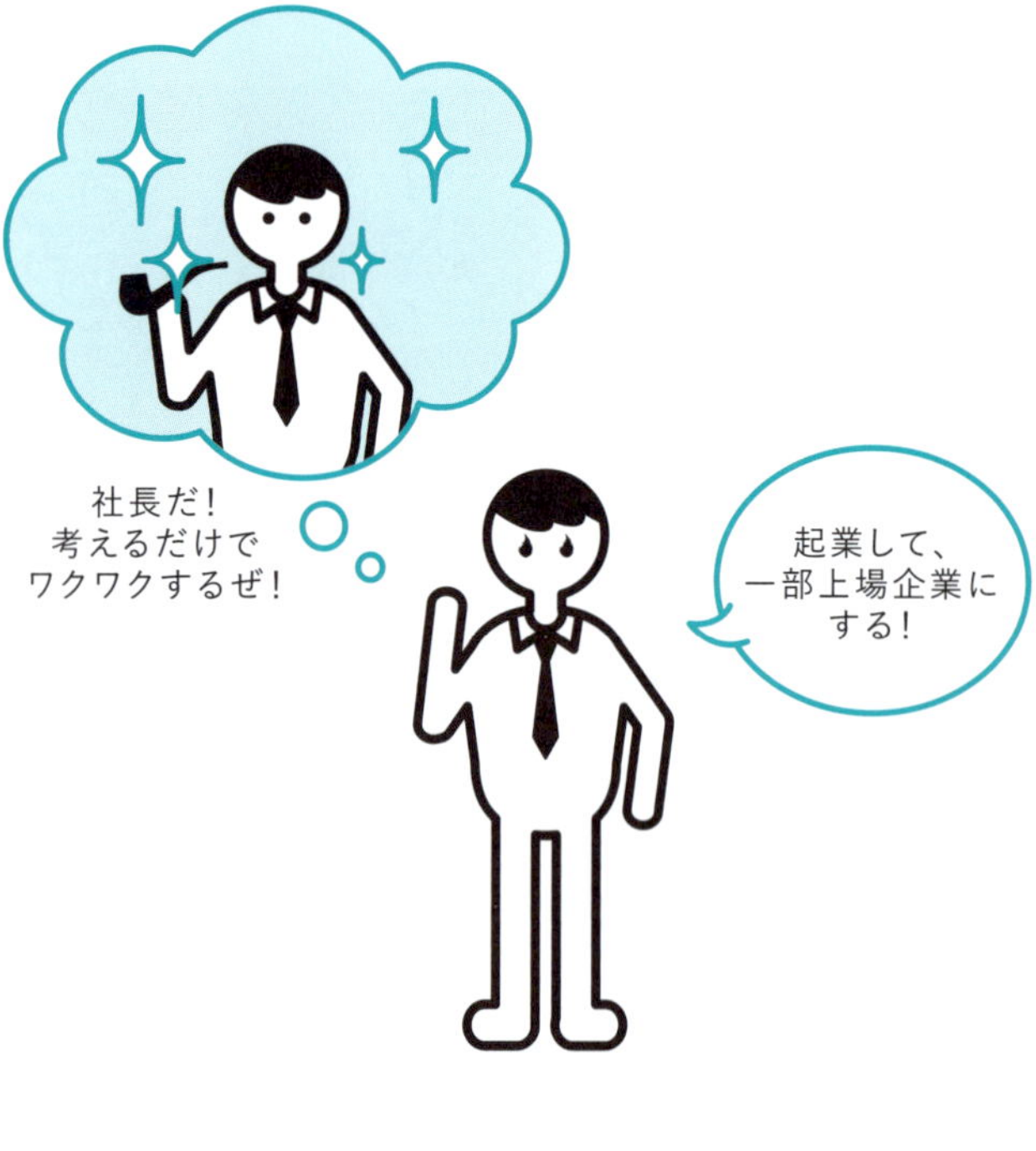
社長だ!
考えるだけで
ワクワクするぜ!
起業して、
一部上場企業に
する!

2 思い描いたビジョンを実際に紙に描く

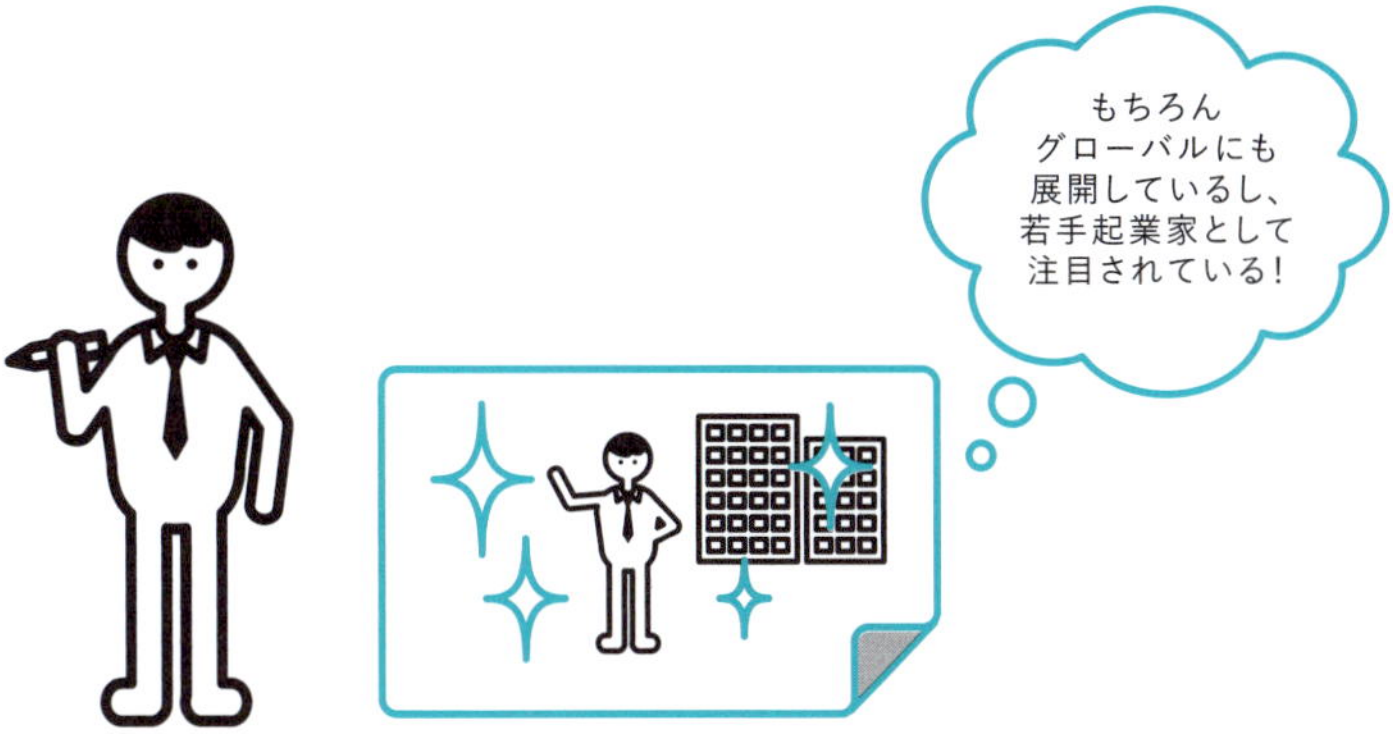
もちろん
グローバルにも
展開しているし、
若手起業家として
注目されている!

3 その絵を眺めながら、実際にその未来を手に入れた気持ちで、再度イメージにひたる

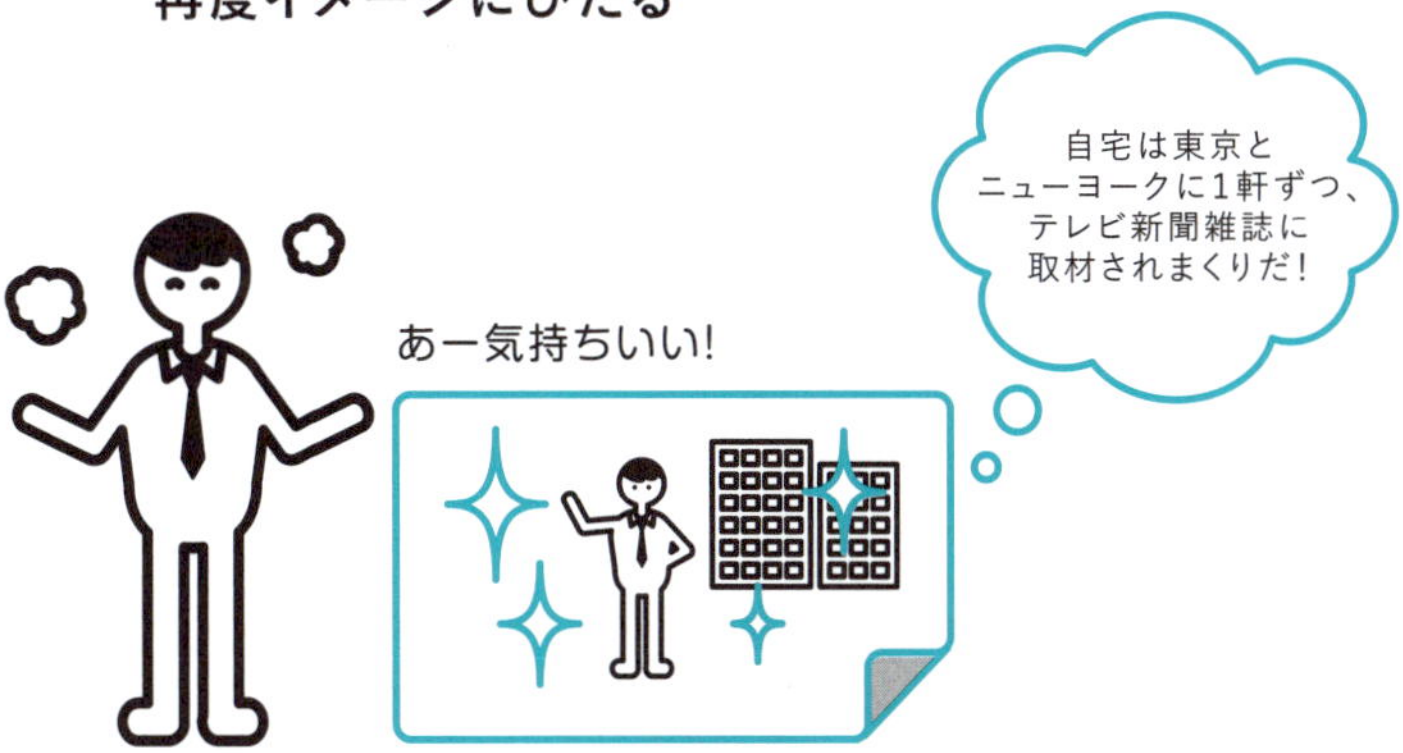
自宅は東京と
ニューヨークに1軒ずつ、
テレビ新聞雑誌に
取材されまくりだ!
あー気持ちいい!

心理的手法

あるがままを受け入れる「森田療法」

日本発祥の心理療法で、「森田療法」というものがあります。1920年頃、森田正馬《まさたけ》という精神科医によって生み出されたものです。この森田療法の考え方は、「あるがままを受け入れる」です。

この「あるがまま」とは、子どものように自由にふるまうことではありません。未経験のことにチャレンジしたり、大きなネガティブな出来事が起こったりした時に、希望と同時に生じてくる「不安」や「葛藤」を、そのままに認め、受け入れるのが、ここでいう「あるがまま」なのです。

もう少し噛み砕いてお伝えしましょう。

人生、いろんなことが起こる。よいことも悪いことも。嬉しいと思うこともあれば、悲しいと思うこともある。つらい、苦しいと思うこともあるでしょう。そんな気持ちを否定したり無視したりせず、まずは自分のものとして受け入れてみましょう。そうすることによって、なにかまた違うものが見えてくるでしょう……といった感じです。

この考えを、日常生活に活かすこともできます。

実際に私が支援したある男性の例です。

彼は、他人に話をするのがとても苦手でした。取引先でのプレゼンテーションで

POINT
ネガティブな出来事や気持ちを「あるがままに」受け入れると、それまで見えていなかったことが見えるようになる。

はいつも手が震えてしまい、それが気になって余計に言葉が出てこなくなってしまう……という悪循環に陥っていました。

そこで、「手の震えを気にするなというのは無理だと思うので、手の震えは必ず起こるものだと考えてください」と伝え、それよりも「どのようにすれば、お客さんに話が伝わるか?」「どうすれば、商品の理解を深めてもらえるか?」ということをとことん考えながら、毎回プレゼンすることをすすめてみました。

しばらくたったある日、彼がこんなことを言ってきたのです。

「相変わらず手の震えは少しあります。けれど、手の震えのことを気にしながら話すのではなくて、どうすれば伝わるかとか、どうすればもっと理解を深めてもらえるかをとにかく考えるようにしていたら、いつの間にか手の震えのことは気にならなくなりました」

手が震える自分というものをきちんと認めて、受け入れたことによって、プレゼンに集中できたのです。

みなさんも、コンプレックスに思っていることがあれば、一度、「そういうものなんだ」と受け入れてみましょう。きっと何かが変わるはずです。

起こっていることや自分の気持ちを、まずは受け入れる。そこから、新しいものが見えてくるのです。

図解 「森田療法」をマスターする

あるがままを受け入れる

人生、いろんなことが起こる。
よいことも悪いことも。
その際に、
嬉しいと思うこともあれば、
悲しいと思うこともある。
つらい、苦しいと思うこともあるでしょう。
そんな気持ちを否定したり無視したりせず、
まずは自分のものとして受け入れてみましょう。
そうすることによって、
なにかまた違うものが見えてくるでしょう。

自分の中のネガティブな感情（不安や葛藤、つらい気持ち）を否定しない

プレゼンの時に緊張して手が震えてしまう

受け入れられていないと……

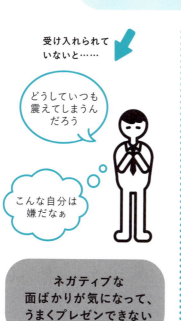

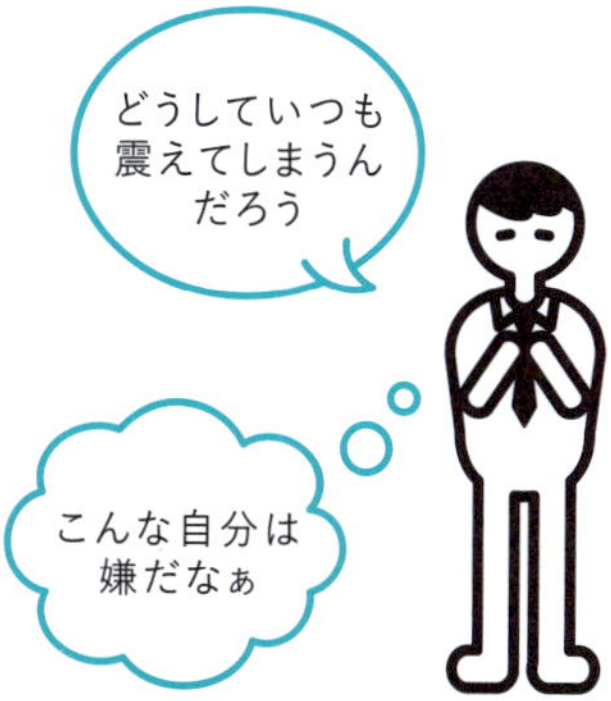
どうしていつも震えてしまうんだろう
こんな自分は嫌だなぁ

ネガティブな面ばかりが気になって、うまくプレゼンできない

あるがままに受け入れていると……

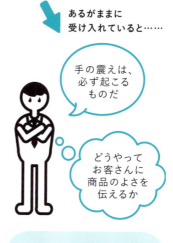

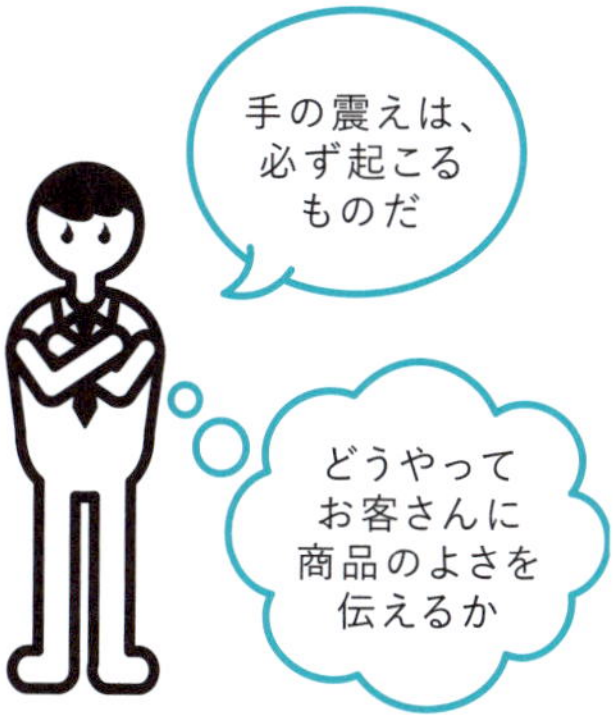
手の震えは、必ず起こるものだ
どうやってお客さんに商品のよさを伝えるか

「手が震える自分」を受け入れると、プレゼンに集中できる

心理的手法

感謝の心を持ち、自分を許す「内観法」

「内観法」はもともと、仏教から発祥した考え方ですが、今では宗教としてではなく、心理療法の1つとして活用されています。「内観トレーニング」なるものもあり、社員教育の一環として、従業員に身につけさせている企業もあるくらいです。

実際のやり方は、お寺のような場所にこもって、1週間、ジーッと1人で屏風に向かいながら、次の3つを、ずーっと考えていく、というものです。

- **お父さまやお母さまにしていただいたこと**
- **お父さまやお母さまに迷惑をかけたこと**
- **お父さまやお母さまにしてさしあげたこと**

ここまでのことをやらないにしても、この考え方は日常にも活かせます。両親だけでなく、自分が今まで関わってきた人々をすべて紙に書き出し、親・兄弟から始まり、近しい人やお世話になった人などに対して、「していただいたこと」「迷惑をかけたこと」「してさしあげたこと」を考えていきます。

POINT
周囲の人々に対して感謝し、許すことができると、自分自身のことを認め、自信を持てるようになる。

他人に対して感謝の気持ちを持てると、同時に他人を許せる気持ちになります。そのことが最終的に、「自分自身を許す」、つまり「自分のすべてを認めてあげる」ということにもつながるのです。自分のことを許せるようになると、人は精神的にとても落ち着いた状態で、物事に動じなくなります。

私が日々活動している中でも、他人に感謝ができなかったり、他人にやたらと厳しい人は、自分自身を受け止められていないことが多いと実感しています。

自らの心をよい状態にしていくためには、他者に感謝し、許し、そして自分自身のことも許していくことが効果的なのです。

実はこれは、逆からも考えることができます。自分をまず許すことによって、これまで他者に対して許せなかったことが、許せるようになるということです。入り口はどちらでもいいのですが、大事なことは最終的に自分自身を認め、許すことができるという点です。

ストレスをためてしまい、メンタル不調に陥る多くの人が、この「自分を認める」という点が不足しがちです。自分を認める気持ちを持つことにより、人は**「セルフエスティーム**（自己肯定感）**」**と呼ばれる感覚が高まり、自分に自信を持つことができるのです。

図解 「内観法」をマスターする

正式にはお寺のような場所に1週間こもるが……

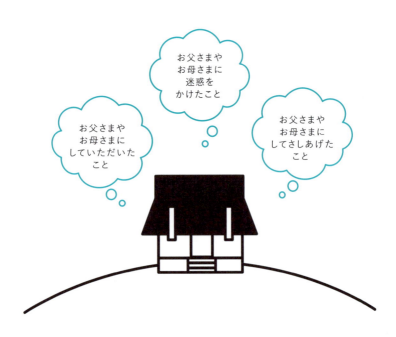

書き出すことでも十分効果はある!

今まで関わってきた人	していただいたこと	迷惑をかけたこと	してさしあげたこと
父親	・よく公園で遊んでくれた ・野球を教えてくれた ・大学まで行かせてくれた	・中学校の時、補導された ・受験に失敗した……	・初任給で温泉旅館に連れて行った ・パソコンの設定を手伝ってあげた……
母親	・いつも応援してくれた ・おいしいごはんをつくってくれた……		
兄			
友人のAくん			
……			

↓

他人に感謝の気持ちを持つことによって、自分のことを認め、自信を持てるようになる

心理的手法

自分の思い込みや行動を変える
「認知行動療法」理論編

「認知行動療法」とは、「認知（考え方・もののとらえ方）」に働きかけて気持ちを楽にする治療法です。

とても注目されている心理療法で、メンタル疾患などの心の病にかかってしまった人たちの治療に大きな効果を上げています。日本では2010年4月から、医療機関での保険診療適用となり、投薬治療だけではない可能性を広げています。

この項目ではまず、理論についてお話しします。

認知行動療法は、「認知療法」と「行動療法」の2つが統合されたものです。

「**認知療法**」とは、その人の偏った考え方を変えていくことによって、問題を解決していく方法です。たとえば、「自分はダメな人間だ」「どうせ自分なんて」「たぶんできないだろう」などの考えを、「認知の偏り」ととらえて、それを変えていくのです。

「**行動療法**」とは、文字通り行動面に働きかけるやり方です。何か自分に不利益を及ぼしてしまっている行動が、「癖」や「習慣」のようになってしまっているのを、変えていきます。

ポイントは、次の3つを変えていくことです。

❶ **認知**（考え方・もののとらえ方）

状況をどのようにとらえるか、意識して考えるというよりも、自然に浮かぶような考え方の癖を含む

❷ 行動
実際にしていること

❸ 感情
喜び、愛情、楽しさ、おそれ、不安、怒り、悲しみ、落ち込み、罪悪感など

この3つの相関性は次ページのような形になります。

認知を変えるには、自分の「考え方の癖（スキーマ）」を知ることが必要です。

「スキーマ」を知ることによって、自分の考え方が自覚できるので、どの部分を改善していけばよいのかわかりやすくなるのです。

スキーマとは、たとえば、「完ぺきにこなさなきゃいけない」「俺は（私は）ダメなやつだ」「たぶん自分にはできないだろう」「人から嫌われているんだ」などの、偏った考えのことです。とはいえ、自分ではその考えが偏っているとはなかなか思えないのが普通の人間です。スキーマなのかどうかを確認するには、「客観性があるか？」ということを考えること。「なぜそう思ったのか？　なぜそう考えたのか？」と振り返ってみる必要があります。

POINT
自分のスキーマ（考え方の癖）を知ることで「認知」と「行動」を変えていく。

図解 「認知行動」の仕組み

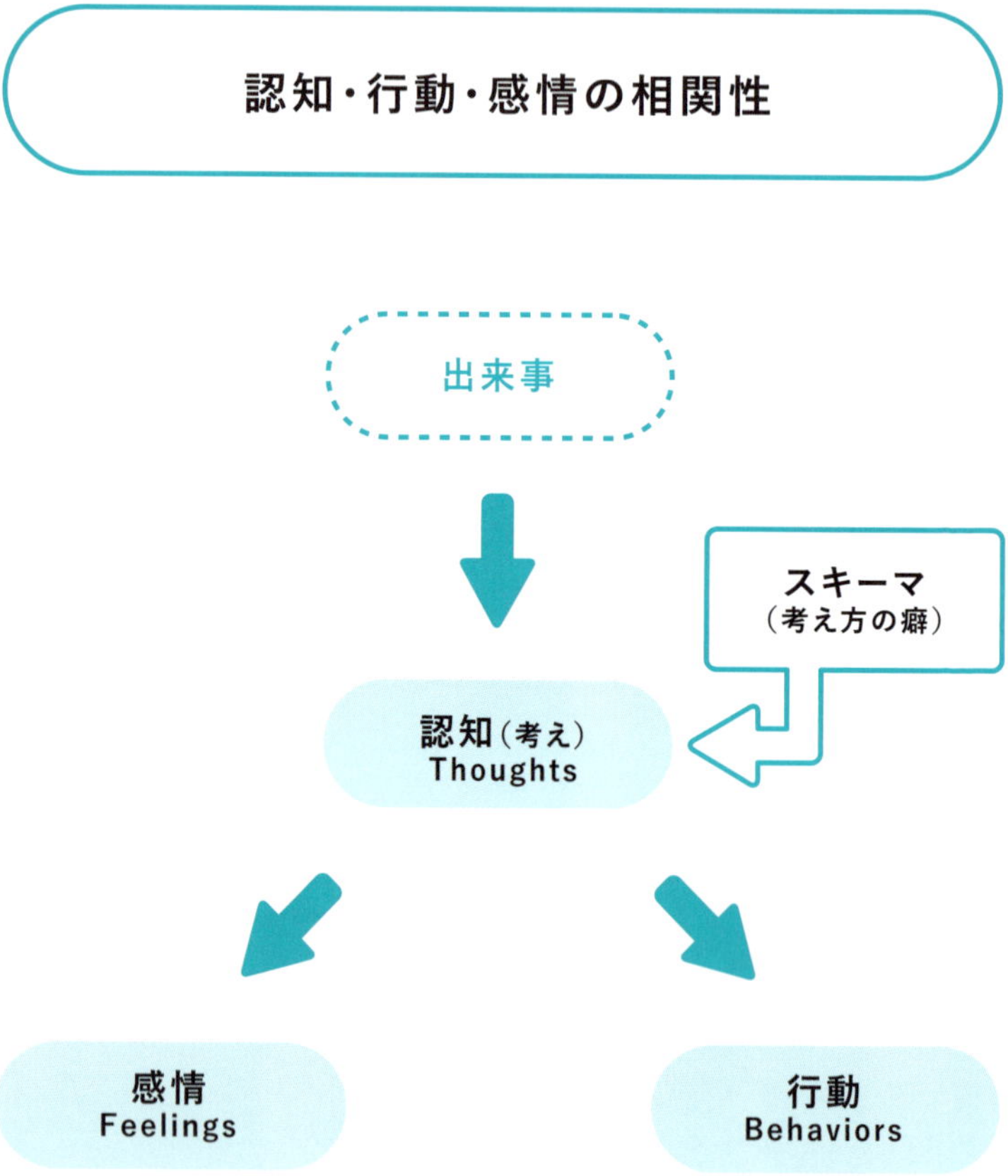
認知・行動・感情の相関性
出来事
スキーマ
（考え方の癖）
認知（考え）
Thoughts
感情
Feelings
行動
Behaviors

**例：「自分はダメなやつだ」という
スキーマを持っていると……**

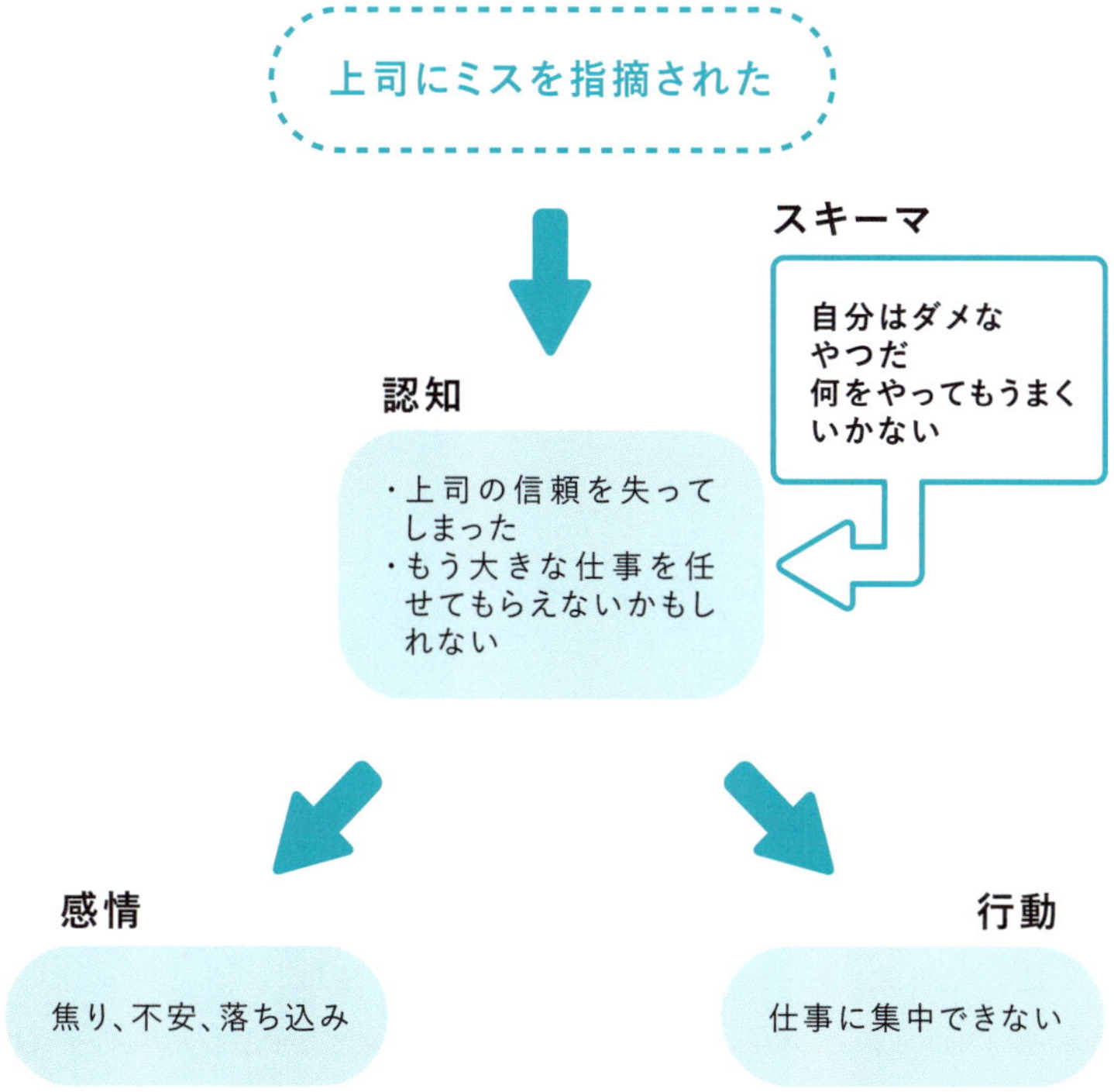
上司にミスを指摘された
スキーマ
自分はダメなやつだ
何をやってもうまくいかない
認知
・上司の信頼を失ってしまった
・もう大きな仕事を任せてもらえないかもしれない
感情
焦り、不安、落ち込み
行動
仕事に集中できない

心理的手法

自分の思い込みや行動を変える「認知行動療法」実践編

では、実際に認知行動療法を活用して実践してみましょう。まずは、認知を変える「認知療法」の簡易的なやり方を紹介します。

❶ 自分の短所だと考えている部分、ダメなところ、嫌いなところを紙に書き出す

❷ なぜ短所だと思うのか、なぜダメだと思うのか、その根拠を客観的に深く掘り下げて考える

たとえば、「プレゼンでうまく話せない」と考えてしまう人は、「相手に仕事ができないやつだと思われたらおしまいだ」などの偏った「認知」を持っている場合があります。自分の短所・ダメなところ・嫌いなところに関して、なぜなのかしっかり考えましょう。よく考えてみると、「自分はダメだ」と思っていることの根拠が、客観的に見ると単なる思い込みだということがわかってきます。

よくある事例をお話しします。ある30代のビジネスパーソン（Aさん）が、仕事でのミスをきっかけに、ストレスで精神的にダウンしてしまっていた時のお話です。「自分はミスが多くて、またミスをするのではないかと思うと怖くて仕事が手につかない」と悩んでいたAさん。私がミスの確率を聞くと、「うーん、1年間の仕事を100とすると、3くらいでしょうか」。「じゃあ97はうまくいっているんですね。

POINT
「思い込み」を見つけてそれを変えるのが認知療法、
とりあえず行動を変えることで考え方を変えるのが行動療法。

すばらしいですね」と私。後日Aさんは、こう話してくれました。「言われてみると、たしかに、ほとんどはうまくやってますよね。今ではミスすることを気にし過ぎないようになりました」

行動を変える「行動療法」についても同様です。

❶ 自分が行っている、自分にとって不利益になる行動を書き出す
❷ その行動とは違うやり方をとりあえずしてみる。違う行動をとってみる

または、何か行動してみることによって、認知や感情を変えていくこともできます。「**エクスポージャー**（**曝露**）」は、あえて不安なことをやってみる方法。不安な状況・状態に、あえて自分をさらしてみるというやり方です。「**行動活性化**」は、とにかくやりたいことをやってみるという方法です。あまり深く考えず、とにかくやりたいことをやってみることによって、心理状態を変えていくのです。

認知（考え方・物事のとらえ方）を変えれば、行動や感情も変わる。同様に、行動や感情を変えれば、認知（考え）も変わるのです。自分の考え、いわば思い込みを変えたり、行動を変えてみたりすることによって、全体の心理状況が変化してくるので、それが個人の心の強さにつながってくるのです。

図解

「認知行動療法」をマスターする

「認知療法」とは

1 自分の短所だと考えている部分、ダメなところ、嫌いなところを紙に書き出す

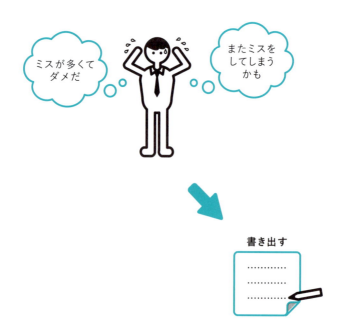

2 なぜ短所だと思うのか、なぜダメだと思うのか、その根拠を深く掘り下げて考える

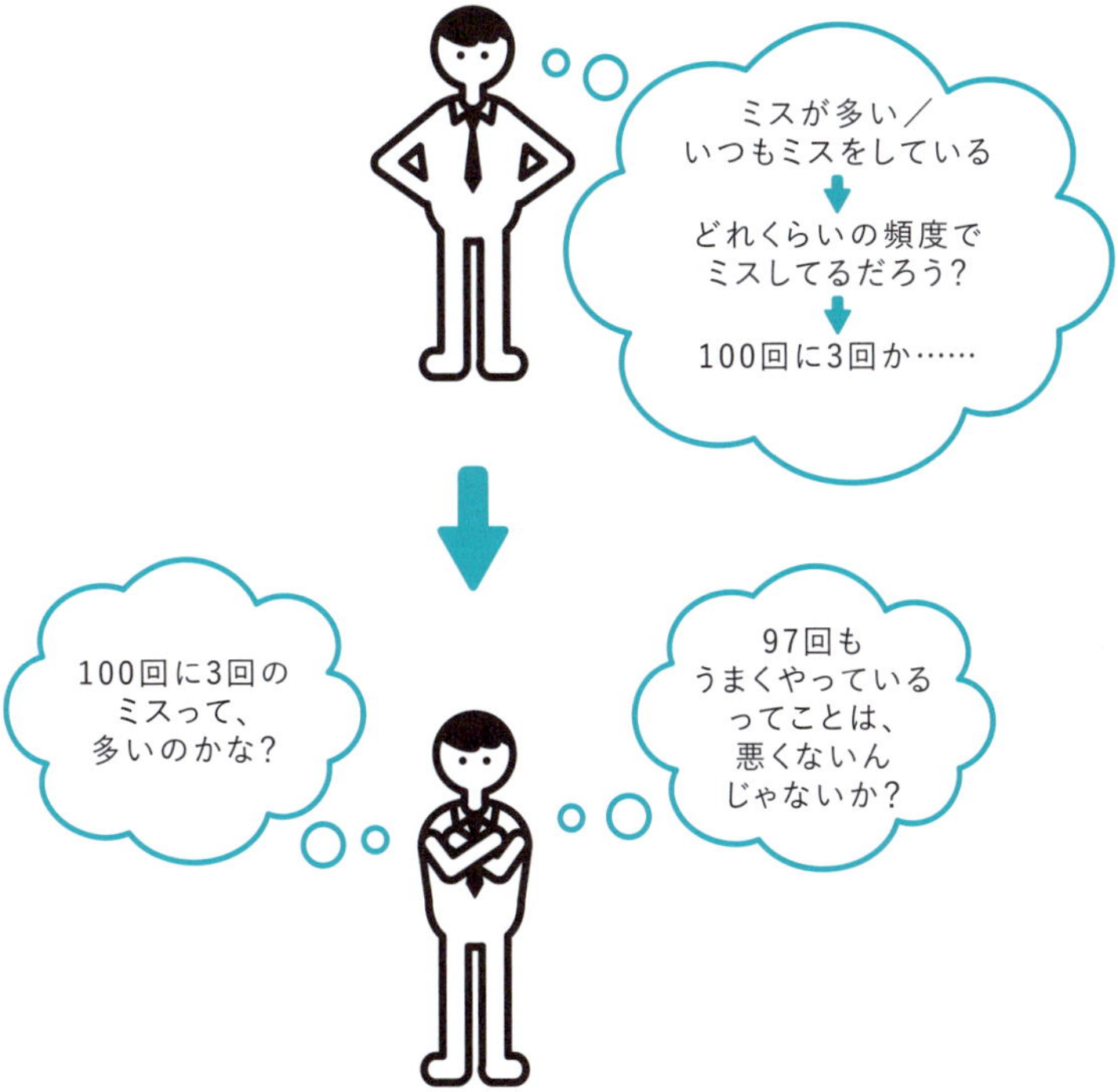

心理的手法

自己暗示で願望を実現する「アファメーション法」

私たちは、希望や願望を持っていても、その一方で「どうせ無理」「自分にはできない」と、無意識に自分自身を疑ってしまう心理的傾向があります。

「アファメーション法」とは、自分の希望や願望を言語化し、宣言文にして何度も唱える方法です。自分に繰り返し言い聞かせることによって、「自分はそういう人間なんだ」「自分はそうなってもいいんだ」ということを刷り込み、無意識に働きかける、いわば「自己暗示」の手法です。

プロのアスリートのメンタルトレーニングには昔から使われていますが、ビジネスの世界でもコーチングなどで活用されている手法です。

具体的なやり方をご紹介します。

1. **自分のなりたい姿、理想の未来、目指したい将来などを決める**
2. **宣言文をつくる**
3. **宣言文が肯定形・断定形になっているか確認する**
   「私は、○○である／私は、○○を実現できる人間だ」など。
4. **一人称（自分視点）かどうか確認する**
   「○○してもらう／○○さんが私に○○する」などは相手視点なのでNG。
5. **1日に何度も宣言文を唱える**

POINT
自分の無意識に働きかけることで、
いつの間にかそう信じて行動するようになる。

たとえば、毎日朝晩に行うなど。その際、自分が実際に宣言文通りになっている姿をイメージしながら行うとより効果的。

6 目に入る場所に宣言文を貼ったり、手帳などにメモして定期的に見る

もし、「私は、○○できる」というような肯定形の表現が受け入れにくいようであれば、次のような変形版の宣言文もあります。「私は、○○してもよい／私は、○○できてもよい」。これは自分への許しの形で、「パーミッション」と言われるもの。宣言内容は、自分が無理なく唱えられるものにしましょう。

「取引先とのコミュニケーションがどうしても苦手」という女性にこのアファメーション法を試してもらったことがあります。その結果、なんと、彼女は半年後に営業成績トップになったのです。もちろん、彼女が他の面でも日々努力をしていたからに違いありませんが、いちばん大きな要因は、とにかく徹底して宣言文を唱え、継続したこと。これに尽きます。

とはいえ、無意識に働きかけ変えていくというのは、一朝一夕にできることではありません。

メンタルタフネスを高める方法のすべてに言えることですが、実現するためには、「とにかく信じてやり続ける」こと。このシンプルなことが何より大事なのです。

図解 「アファメーション法」をマスターする

1 自分のなりたい姿、理想の未来、目指したい将来などを決める

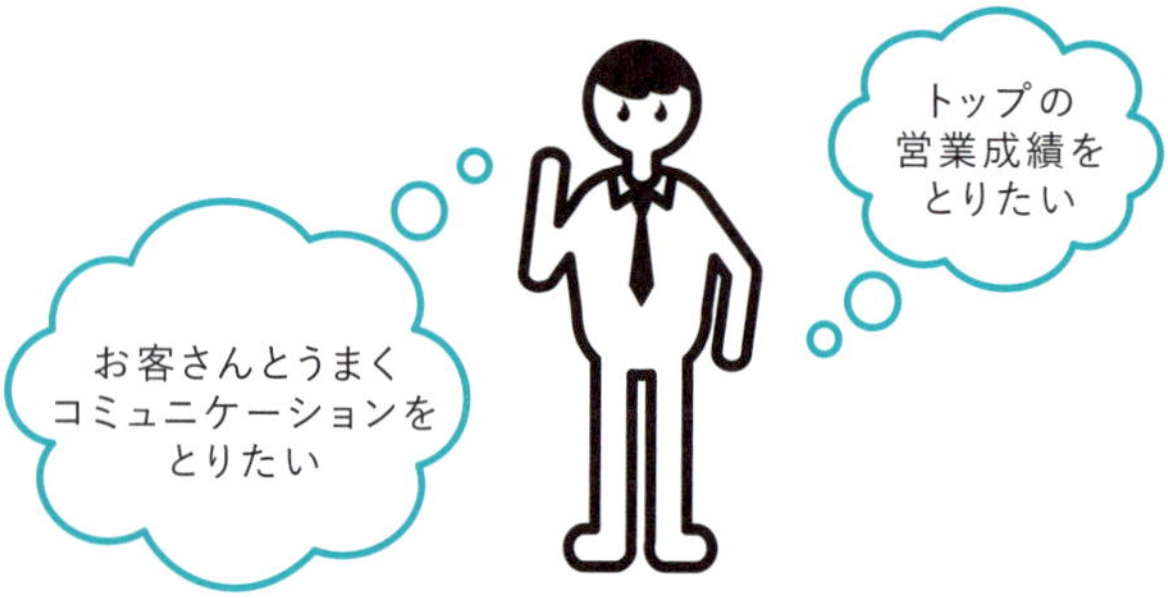

2 宣言文をつくる

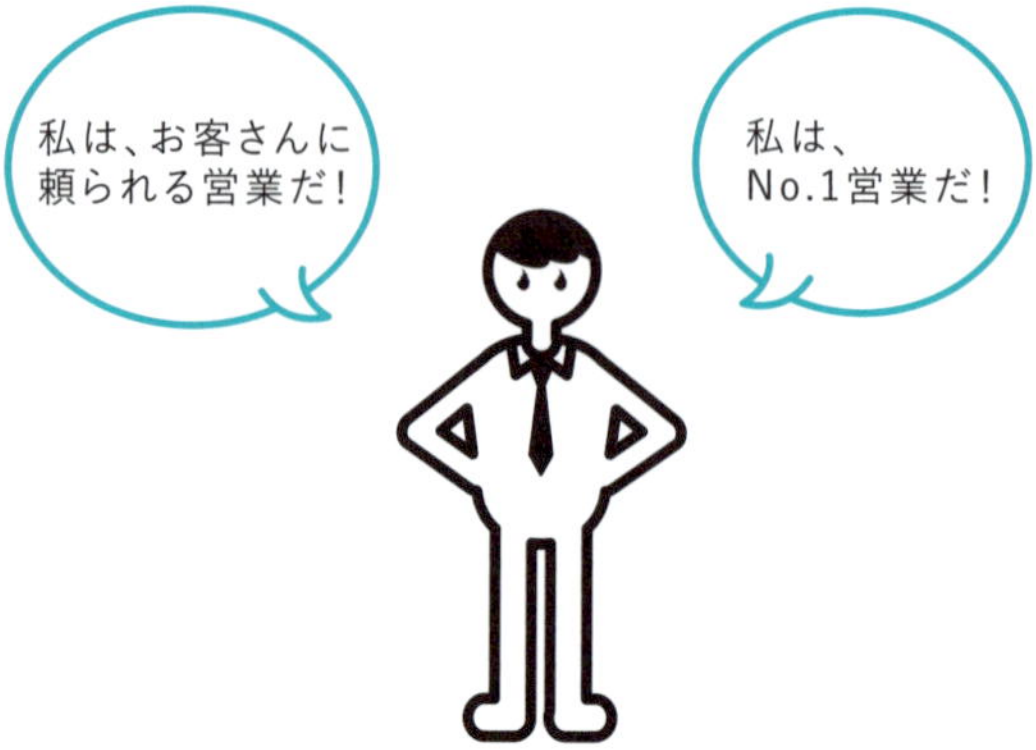

3 宣言文が肯定形・断定形になっているか確認する

4 宣言文が一人称(自分視点)かどうか確認する

5 1日に何度も宣言文を唱える

6 宣言文を壁に貼ったり、手帳などにメモしたりする

私は、お客さんに
頼られる営業だ!
私は、No.1営業だ!

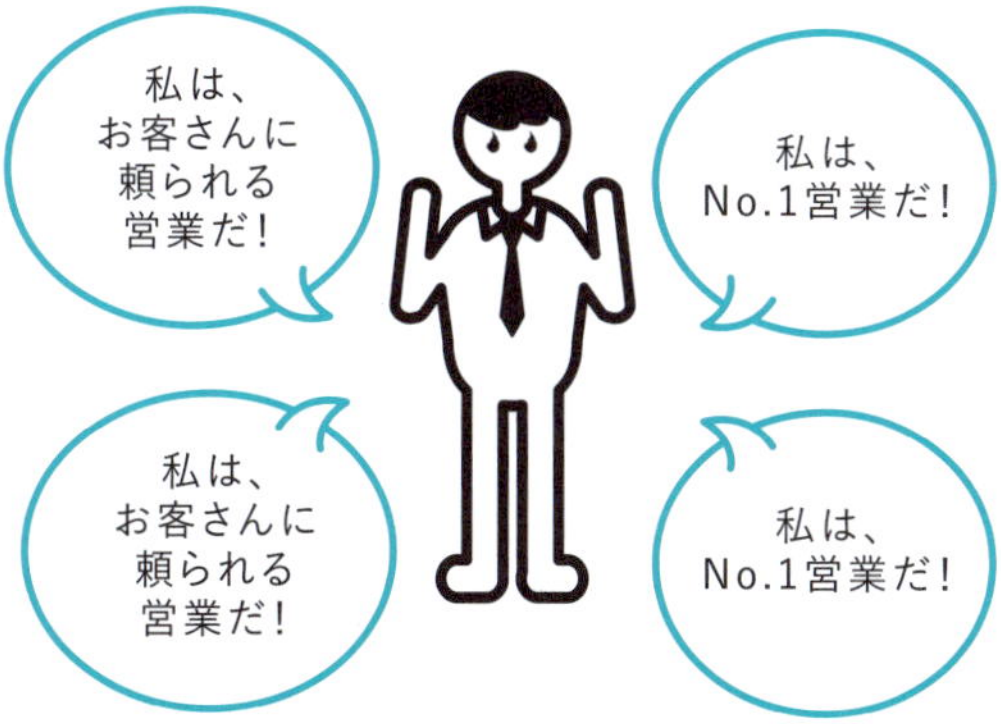

**いつの間にか自己暗示にかかり、
本当にそう信じるようになる**

身体的手法

呼吸でリラックスする「丹田呼吸法」

人間はストレスにさらされると、心身共に緊張状態になります。心身の緊張に大きな影響を与えているのが自律神経で、自律神経は、「交感神経」と「副交感神経」の2つで成り立っており、交感神経は覚醒・興奮を司り、もう一方の副交感神経はリラックスを司ります。この交感神経の働きを抑制させ、副交感神経の働きを優位にする「リラクゼーション」は、ストレス対処に非常に効果的です。

意識的にリラックスするための方法として、「丹田呼吸法」をご紹介しましょう。深く腹式呼吸を行います。腹式呼吸は、息を吸うとお腹がふくれ、吐いた時にお腹がへこみます。

1 お腹に重心を落とし、へその少し下あたりの「丹田」に意識を集中し、口から音を立てながら息を十分に吐ききる

2 「1、2、3、4……」と心の中でゆっくり数えながら鼻から吸う

十分に吐けていれば、自然に空気が入ってきていますから、気張って吸おうとしなくても大丈夫です。

3 吸ったところで息を止め、「1、2、3……」と心の中で数える

肺のすみずみまで空気で満たします。

4 3まで数えたら、こんどはゆっくり口から音を立てながら「1、2、3、4、5、

POINT
深い腹式呼吸で意識的にリラックスすることで、自律神経を整え、ストレスを解消することができる。

6……」と心の中で数えながら息を吐く

数にはこだわらなくていいですが、吸った時間より、吐く時間を長くすることがポイントです。吸うより吐くほうに意識をおくと、リラクゼーションにはより効果があります。

5 2～4を約3～5分間繰り返す

この呼吸法に割く時間は、1日ほんの3～5分でOK。おすすめの時間帯は、「寝る前」です。布団の中で、すでにリラックスした状態なので、あとはお腹に意識を集中させて、呼吸法をすればいいだけ。リラックスしたまま眠りにつけるので、質のよい睡眠をとることができます。**呼吸は、人間の自律神経の中で、唯一意識的にコントロールできるものです。**ストレスで自律神経のバランスが崩れてくると、さまざまな障害を引き起こします。不眠などの症状もその1つです。

「丹田呼吸法」をマスターすると、意識的に自分を落ち着かせることができます。とてもシンプルな方法ですが、続けていけばとても大きな効果が期待できます。

「食いだめ」ができないように、ストレス解消もためておくことはできません。一度解消したからしばらく大丈夫、なんて思ってはいけません。その日のストレスは、その日のうちに解消するのがいちばん理想的なのです。

図解

「丹田呼吸法」をマスターする

リラックスしているときは「副交感神経」の働きが優位になっている

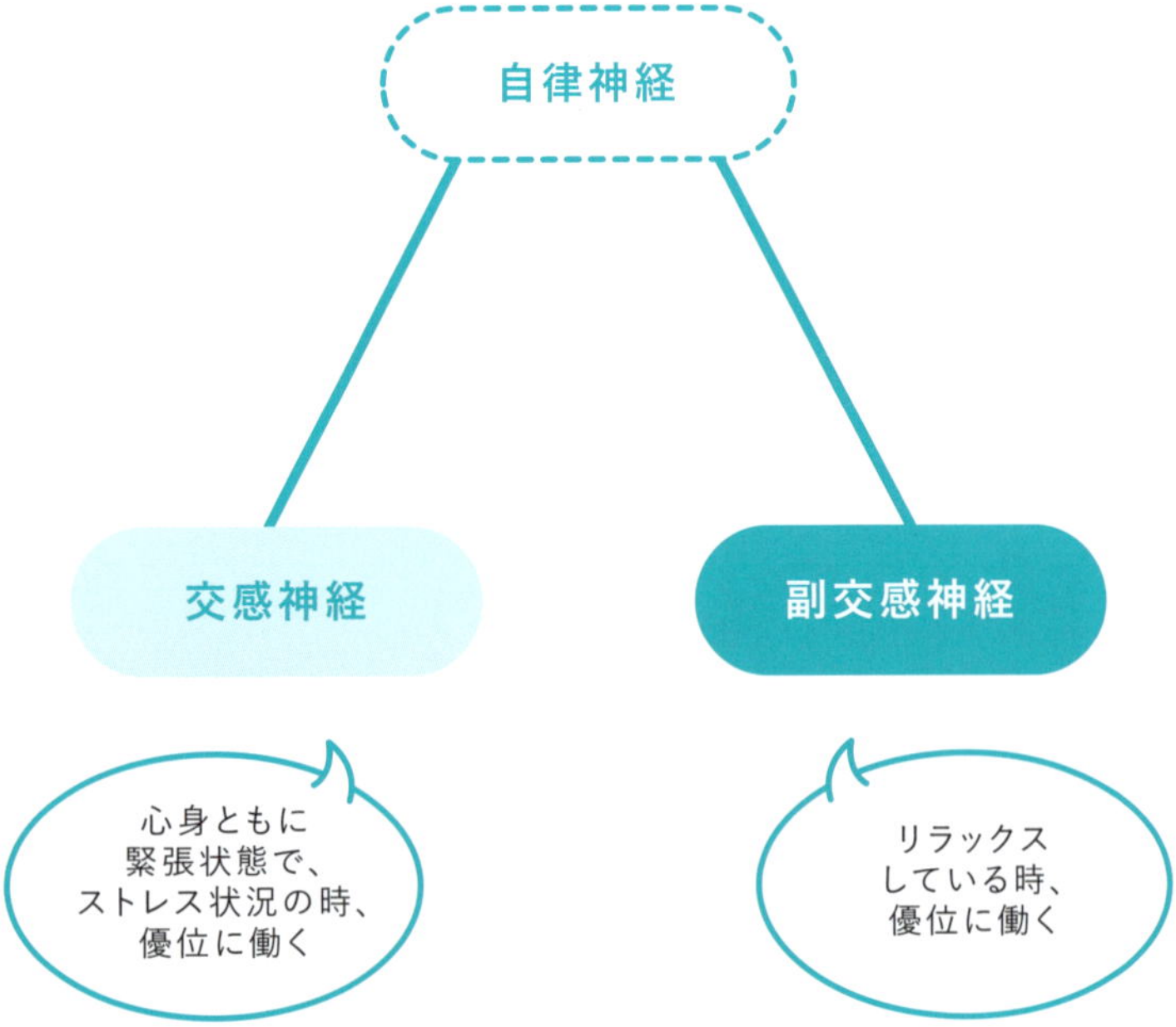

「丹田呼吸法」を実践してみよう！

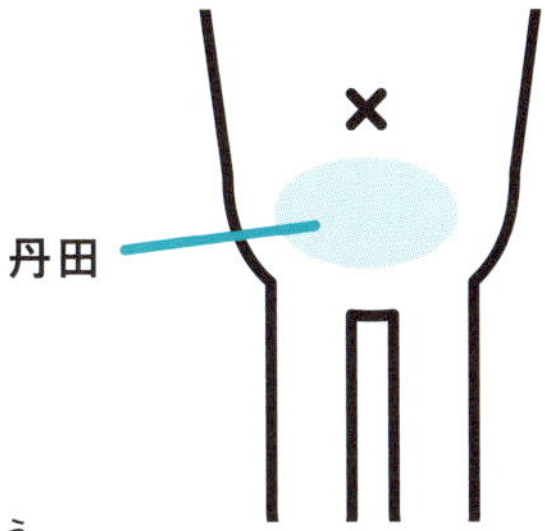

1. お腹に重心を落とし、へその少し下のあたりの「丹田」に意識を集中し、口から音を立てながら息を十分に吐ききる

2. 「1、2、3、4……」と心の中でゆっくり数えながら鼻から吸う

3. 吸ったところで息を止め、「1、2、3……」と心の中で数える

4. 3まで数えたら、こんどはゆっくり口から音を立てながら「1、2、3、4、5、6……」と心の中で数えながら息を吐く

5. ❷～❹を3～5分間繰り返す

身体的手法

筋肉をゆるめる
「漸進的筋弛緩法」

ストレスには「肉体的ストレス」と「精神的ストレス」の2種類あります。人間はストレスにさらされると、心身共に緊張状態になることは前項でお伝えしました。体が緊張するということは、体の筋肉が収縮状態になるということです。

これからご紹介する「漸進的筋弛緩法」は、筋肉の収縮をゆるめ、弛緩させることにより、肉体的ストレスを軽減するアプローチです。体からリラックスすることにより、精神的にもリラクゼーション状態に導いていきます。

では、一例として肩の弛緩を行ってみましょう。

①リラックスした姿勢をとり、深呼吸を5回ほど行う

②肩をギュッと上に引っ張り上げ、力を入れて緊張状態をつくり、その状態を、数秒間保つ

③一気に力を抜いて、ストーンと肩を落とすイメージで脱力する

④脱力状態を、7～10秒間保ち味わう

脱力した際は、肩だけでなく全身の力を脱力させるイメージです。

⑤②～④を3回ほど繰り返す

たったこれだけの動きです。つまり、わざと筋肉の収縮状態をつくり出し、一気

POINT
筋肉の収縮をゆるめ、体からリラックスすることで、心もリラックスした状態に導くことができる。

にゆるめて、弛緩状態にもっていくのが、この「漸進的筋弛緩法」の要点なのです。

これは、アメリカの生理心理学者ジェイコブソンが開発したものですが、現在でも精神科や心療内科、カウンセリングルームなど、臨床心理の現場で活用されています。体のストレスを解消するには非常に効果的な方法です。仕事でパソコンを使ったデスクワークが中心という人も多いと思います。同じ姿勢を長時間続けていると、筋肉も収縮してしまいます。1日のうちほんの少しの時間でも、意識的に筋肉をゆるめる時間をとってみるだけで、身体のストレス状態は大いに緩和されます。

今回は肩の筋肉のゆるめ方だけを紹介しましたが、実際は全身を順番にゆるめていきます。ただ、いつも全身をゆるめる必要はありません。自分が疲労を感じていたり、ストレスを感じている部位を、ゆるめるところから始めましょう。全身にこだわる必要はありません。ポイントは、次の2つです。

❶ **一度ギュッと筋肉を収縮状態にしたうえで、一気に弛緩させる**
❷ **複数の部位を同時に行うのではなく、体を細かいパーツごとに分けて、順番に行う**

どこでもすぐにできる方法です。ぜひお試しください。

図解 「漸進的筋弛緩法」をマスターする

**筋肉の収縮をゆるめると、
リラックスすることができる**

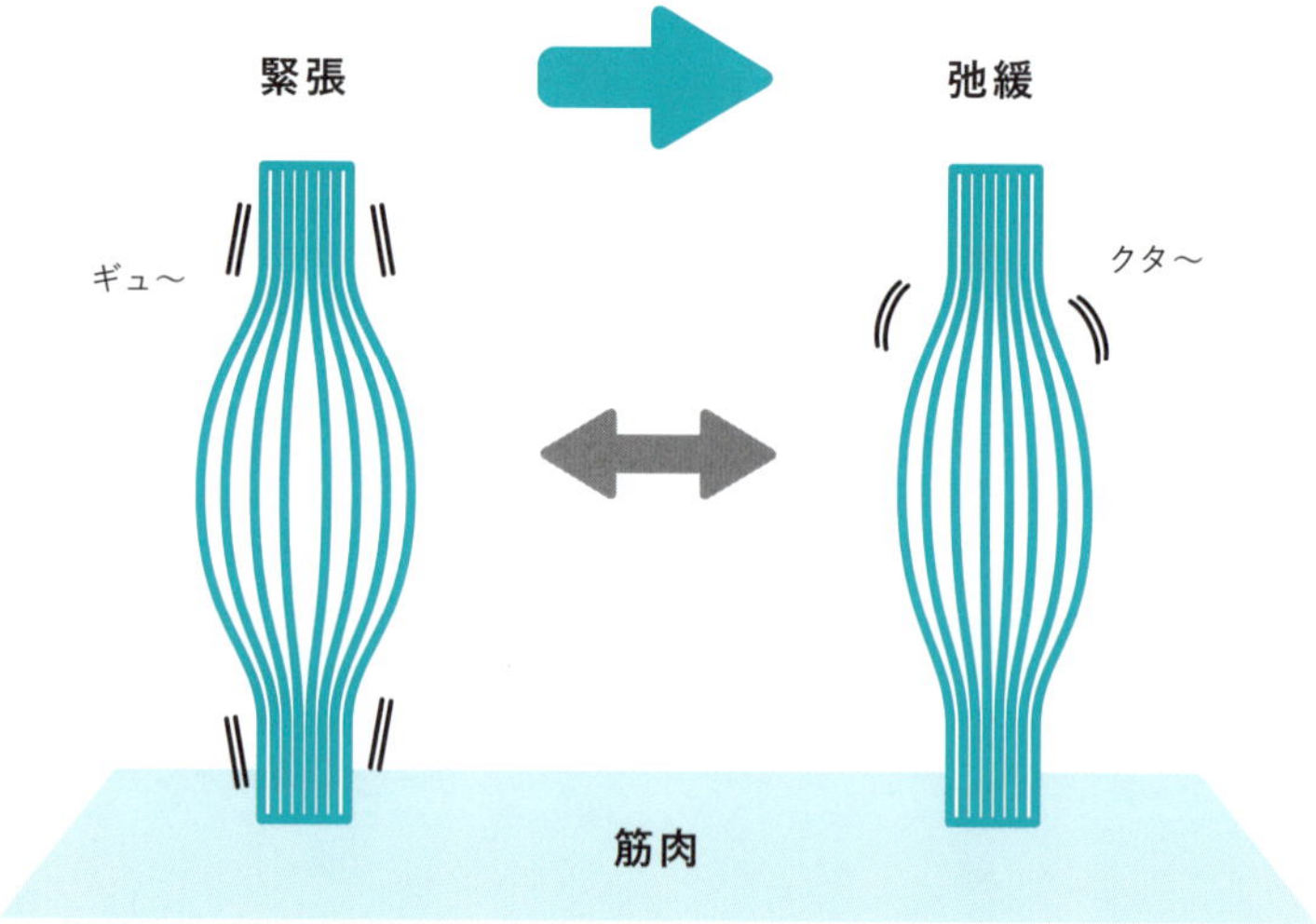

肩の筋肉を弛緩してみよう!

1. リラックスした姿勢をとり、深呼吸を5回ほど行う
2. 肩をギュッと上に引っ張り上げ、力を入れて緊張状態をつくり、その状態を、数秒間保つ
3. 一気に力を抜いて、ストーンと肩を落とすイメージで脱力する
4. 脱力状態を、7～10秒間保ち味わう
5. ❷～❹を3回ほど繰り返す

身体的手法

健康的な生活をする
「副腎疲労予防」

現代のストレス症候群の考え方の1つに、**「アドレナル・ファティーグ（副腎疲労）」**というものがあります。内臓の副腎の機能が低下した状態で、**「副腎機能低下症」**と呼ばれます。

これは1990年代に、アメリカの医師ジェームズ・L・ウィルソンによって提唱された概念で、日本ではまだ広くは知られていませんが、副腎疲労症候群を専門に扱うクリニックも出てきています。

『アドレナル・ファティーグ』（ジェームズ・L・ウィルソン著）によると、副腎疲労症候群とは、ストレスによって副腎と呼ばれる臓器の機能が低下してしまうことから起こる病気で、これには、副腎から分泌されるコルチゾールというストレスに対抗するホルモンが関係しています。

ストレスが増えるとコルチゾールの分泌を増やさなくてはならないのですが、それが続くと副腎自体が疲れてしまい、コルチゾールの正常な分泌が行われなくなってしまいます。そうすると、**全身のさまざまな部分に影響を及ぼし不調の原因になってしまう**のです。

その結果、抑うつ感や倦怠感を感じ、精神的にもストレスを感じやすくなります。

では、この副腎を回復させる代表的な方法を5つご紹介しましょう。

POINT
健康的な生活を送って元気な体をつくっておけば、ストレスに対抗するホルモンが正常に分泌される。

1. **健康的な生活習慣**
2. **睡眠（就寝時間は0時前に）**
3. **適度の運動（軽い有酸素運動など）**
4. **リラクゼーション（呼吸法の実践やリラックス環境に身を置くなど）**
5. **栄養バランス**

いちばん大切なことは、健康的な生活をするということです。人間の心と体の健康の基本は、健康的な生活習慣から始まります。精神的に大きなストレスを感じた時は、生活習慣から整えていくということも、非常に効果的なストレスへの対処法になるのです。

栄養に関しては、ビタミンC・ビタミンE・ビタミンB5・マグネシウムなどが効果的ですので、意識的に食物やサプリメントから摂取するのも1つの方法でしょう。

また、逆に、不健康な生活習慣や身体的な疲労・異常が、抑うつ感や倦怠感などのメンタル不調の原因になることもあります。

心と体はつながっています。心身共に健康な状態を保つように、日ごろから心がけましょう。

図解

健康的な生活で副腎疲労を予防する

抗ストレスホルモンは、副腎から出る

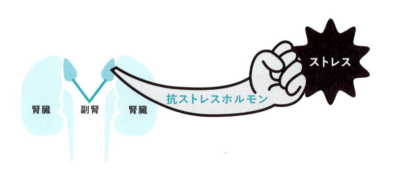

副腎が弱って抗ストレスホルモンが
分泌されないと、ストレスを感じやすくなる

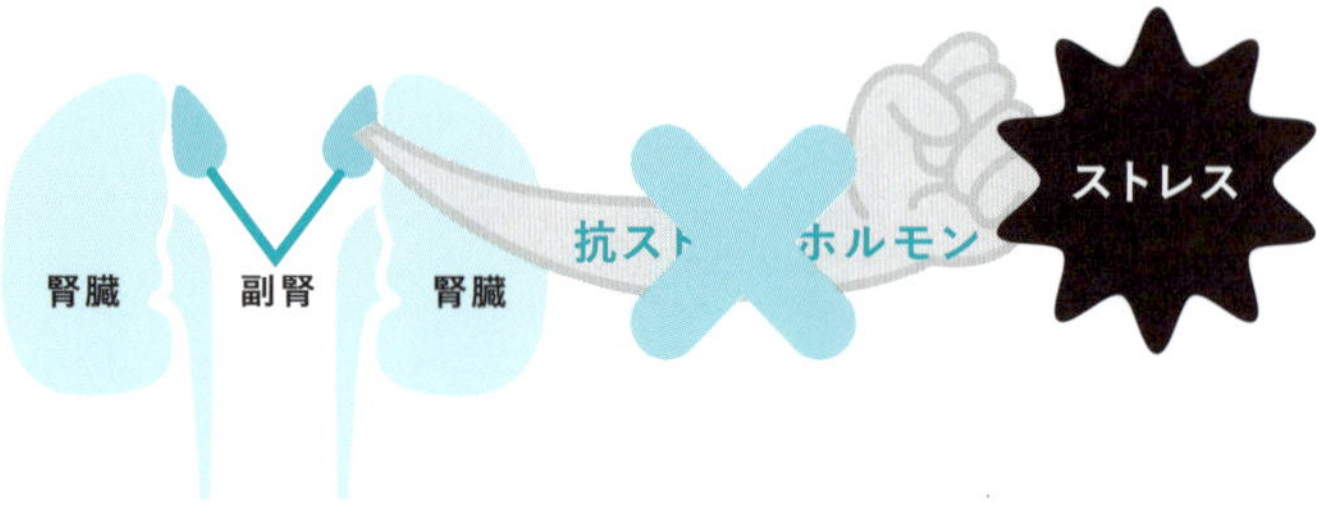

副腎疲労を回復させるには？

1. **健康的な生活習慣**
2. **睡眠**（就寝時間は0時前に）
3. **適度の運動**（軽い有酸素運動など）
4. **リラクゼーション**
（呼吸法の実践やリラックス環境に身を置くなど）
5. **栄養バランス**

身体的手法

笑いの力で心を元気にする「笑う」

「笑い」の力はすごい。「笑う門には福来る」ということわざがありますが、実は「笑い」の効果は思っている以上に絶大です。

「笑い」を意識的に行うことは、感情コントロールを行ううえで最も簡単な方法です。**「笑い」には、ネガティブな感情を外面からポジティブに変化させていく力があるのです。**

精神的に落ち込んでいる状態の人たちを見ていると、ある共通点が見られます。みな一様に、姿勢がうつむき加減なのです。たしかに元気がない時は、そうなるでしょう。逆に、元気があって、自信に満ち溢れている人は、胸を張って前を見ています。本書をお読みのみなさんはどうでしょう?

いきなり「もう落ち込むのはやめよう」「ポジティブになろう」と思っても、なかなか気持ちの面（内面）から変えるのは難しいですよね。そんな時は、外面（表情や姿勢・行動）から意識的に変えていくことによって、内面（心）にまで変化を及ぼす手法が効果的なのです。

もちろん、心から笑うことがいちばん理想的ですが、顔だけでも笑ってみたり、つくり笑いをしてみたりするだけでもいいのです。そして、その笑っている顔を自分で見るのも、とても効果的です。**鏡の前で口角をあげて、ニッコリとしてみると、**

POINT
意識的に「笑う」ことで、身体の中に物質的な変化を起こし、実際に精神の状態を変えることができる。

気持ちが切り替わる感覚を得られるでしょう。

人間は笑うと、免疫機能が活性化されます。活性化される免疫細胞は「NK（ナチュラルキラー）細胞」と言われ、ガンを殺してくれる細胞として有名なので、知っているという方もいるのではないでしょうか。

また同時に、鎮痛作用と快感作用のある「β‐エンドルフィン」という脳内物質が分泌されます。

笑うだけで、体の中ではさまざまなことが起こっているのだと驚かされます。

私が個人的にやっていることでおすすめなのは、自分の好きなお笑い芸人やお笑い番組のDVDを見ることです。何か嫌なことがあった時でも、思いっきり笑うと、妙にすっきりした気持ちになって、元気になります。別に問題が解決したわけではありませんし、嫌な気持ちがすべてなくなるというわけではないのですが、なんだか気持ちが少し切り替わっていると感じられます。

テレビ番組では「笑ってコラえて！」（日本テレビ系列）という番組の「ダーツの旅」のコーナーが好きなのですが、素人の笑いは素晴らしいものです。

テレビを見てそんなことに感心しながら、笑い転げていたりします。

図解 笑う門には福来る!

笑いで、免疫力アップ!

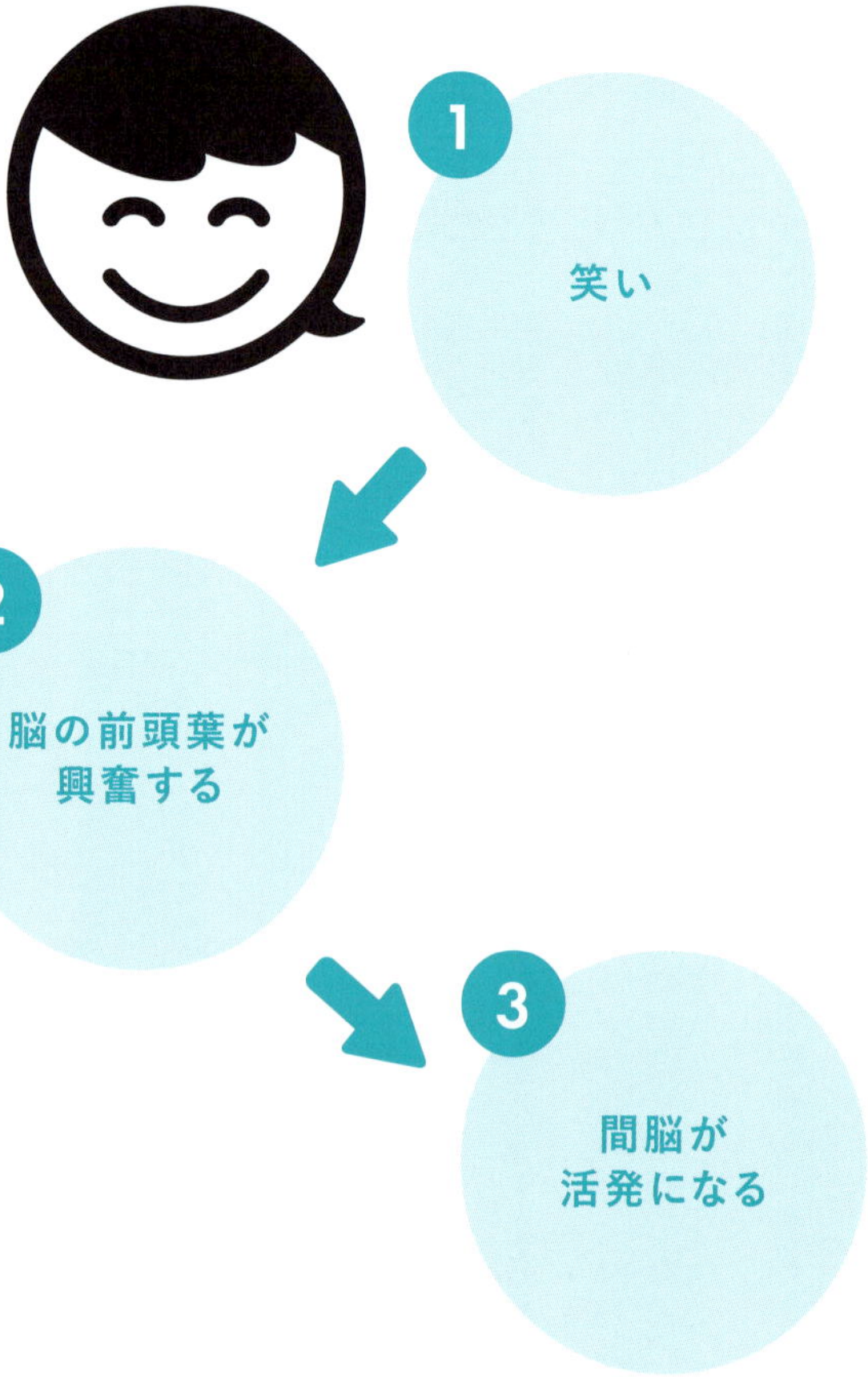

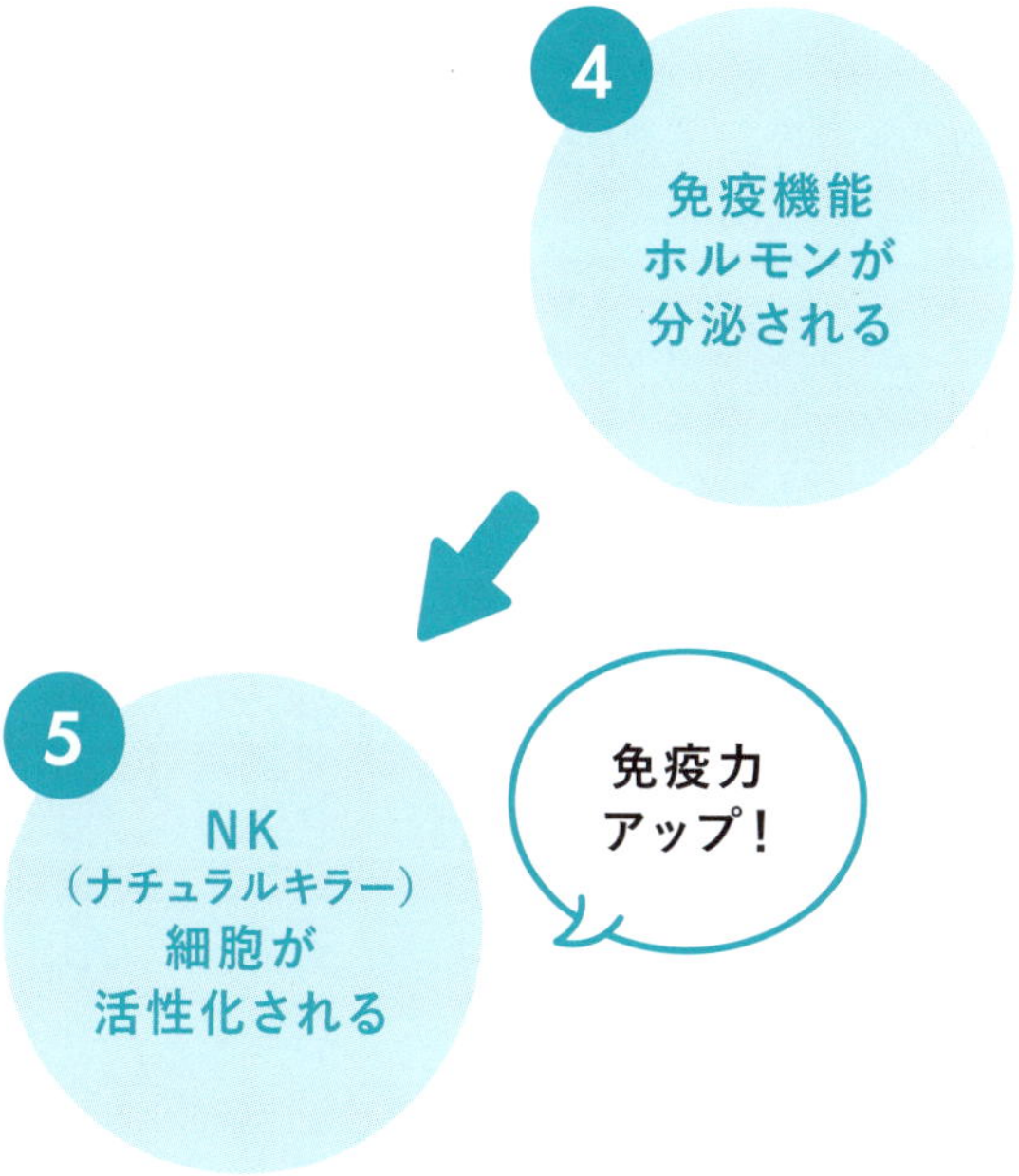

他にもこんなにある！ 笑いの効果

- 鎮痛効果
- リラックス効果
- エネルギー消費
- 動脈硬化予防
- 肩こり改善
- ボケ防止

身体的手法

泣きの力で、スッキリする
「泣く」

最近、あなたはいつ泣きましたか……？　映画の宣伝に使われそうな文句ですが、この「泣く」ということも、自分の心にとって実は重要な要素なのです。

笑いの効果は前述しましたが、泣きの効果もとても大きいもの。

近年の研究で、泣くことと笑うことは、脳内の働きとして、とてもよく似ていることがわかってきています。

泣くと、「副交感神経」が刺激されます。「副交感神経」が刺激されると、

❶ **リラックスできる状態になる**
❷ **副交感神経の支配下にある免疫システムを活性化する**

というメリットがあります。

人はストレスが蓄積されると、緊張状態を司る「交感神経」が優位の状態になります。メンタル不全を抱える多くの人が、この自律神経（交感神経と副交感神経）の働きのバランスがうまくとれなくなって、さまざまな不調を訴えています。不眠もその代表的な症状の1つです。

この交感神経を鎮め、副交感神経を活性化させるための方法として、今「意識的に泣く」ことが注目されています。

POINT
「意識的に泣く」ことでも副交感神経を活性化できる。
感動や共感の涙は、特にスッキリ効果あり！

近年は、**「涙活（ルイカツ）」**という活動が広がっているようです。これは、文字通り人々が泣くために時間を使う活動・イベントのことです。泣ける映画を見たり、泣ける詩の朗読を聴いたりして、思い思いの涙を流すそうです。

涙を流してスッキリするのが、この活動の人気の秘密ですが、これはまさに、「泣く」ことによってストレスを解消している例だといえるでしょう。

子どもの頃は、しょっちゅう泣きますが、大人になるとなかなか機会がありません。いつもはなんとか我慢しようとします。しかし、本当に泣きたい時は思いきり号泣したほうが、ストレス解消という点からも実はよいのです。

もちろん、ただ泣けばよいというものではなく、泣くことの質も大切です。本当に悲しいことがあった時はシクシク泣いてもいいのですが、**スッキリするために意識的に泣く場合は、感動や共感の涙のほうがよいでしょう。**意識的に悲しい涙を流すと、逆に気持ちが落ち込んでしまう可能性があるからです。

「涙活」のように、感動する・泣ける本を読むのもよし、泣ける映画を見るのもよし。気軽に1人でできるストレス解消法ですので、なんだかモヤモヤとストレスがたまっているように感じる時は、ぜひお試しください。

図解 涙の力でリラックス!

涙の力でリラックス

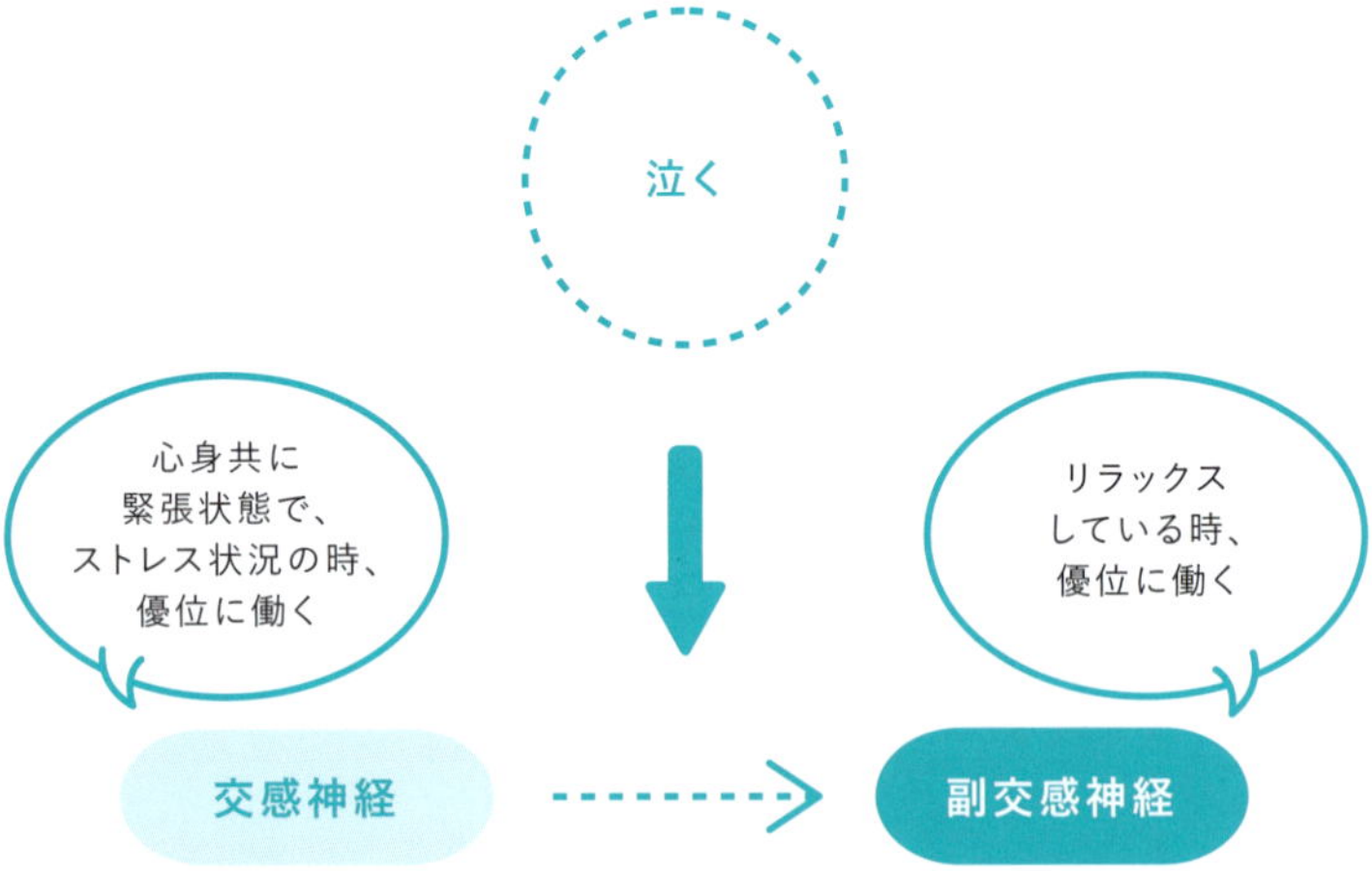

**泣くことで、ストレス状態から、リラックス状態に
スイッチすることができる**

涙活(ルイカツ)でストレス解消!

泣いてスッキリ!
涙の力に注目した
「涙活(ルイカツ)」が効果あり

「涙活」とは、文字通り人々が泣くために時間を使う

活動/イベントのことです。

泣ける映画を見たり、泣ける詩の朗読を聴いたりして、

思い思いの涙を流す。そんな活動です。

(中略)「涙活」で涙を流したみなさんは、

不思議と似たようなことを口にされます。

「スッキリした」

そう言って、晴れ晴れとした表情で、

会場を後にされるのです。

『涙活公式ガイドブック』(寺井広樹著)より

身体的手法

自律神経を整える「自律訓練法」

風邪をひいたわけでもないのに、なんだか食欲がない。夜もよく眠れず、頭痛がする。食欲不振や不眠、頭痛に動悸、胃の不快感、高血圧、便秘、下痢などなど……。ストレスが蓄積され過ぎると、体の中の「自律神経」の働きが悪くなり、さまざまな不調を引き起こします。慢性的にこれらの症状が続くようであれば、自律神経の不調が原因の可能性があります。

その自律神経の働きを戻し、バランスを回復させる手法を、「自律訓練法」といいます。ドイツの精神科医シュルツによって創始された自己催眠法で、体から心へ働きかけて、心身の緊張を低下させていく手法です。1950年代から日本でも導入され、現在では日本の心身医療機関の9割が導入しているほど、臨床心理の現場では一般的なものです。自律訓練法によって期待できる効果は次の通りです。

1. 蓄積された疲労が回復する
2. イライラせず、穏やかになる
3. 自己統制力が増し、衝動的行動が少なくなる
4. 身体的な痛みや精神的な苦痛が緩和される
5. 内省力がつき、自己向上性が増す
6. 仕事や学習の能率が上がる

POINT
自己催眠で体から心に働きかけ、心身の緊張を低下させる。第2公式まででいいので、毎日続けてやってみると効果的!

この自律訓練法の最もよい点は、誰にでもできるという点です。さっそく、ご紹介しましょう。自律訓練法は、基礎公式から始まり、第1~第6公式まで、全部で7つの公式から成り立っています。

基礎公式:最初のリラックス状態をつくる/第1公式:手足の重感訓練
第2公式:手足の温感訓練/第3公式:心臓が静かに脈打っている
第4公式:呼吸が楽にできる/第5公式:お腹が温かい/第6公式:額が涼しい

しかし、実際自分で自宅で実施する場合などは、第2公式まででも十分効果的です。次ページに第2公式までの詳しい手法を記載したのでご覧ください。

練習時間は、1回10~15分が理想で、1日1~3回ずつ必ず定期的に続けることがポイントです。また、雑念が頭に浮かんでも気にせず続けることが大切です。

また、自律訓練法を終える時は、「消去動作」を必ず行いましょう。自己催眠状態からスッキリと醒めることができます。消去動作のやり方も、次ページに載せました。ただし、寝る前に布団の中で自律訓練法をする時は、消去動作をせずに、そのまま眠ってもOKです。

図解 「自律訓練法」をマスターする

自律訓練法によって期待できる効果

1. 蓄積された疲労の回復が得られる
2. イライラせず、穏やかになれる
3. 自己統制力が増し、衝動的行動が少なくなる
4. 身体的な痛みや精神的な苦痛が緩和される
5. 内省力がつき、自己向上性が増す
6. 仕事や学習の能率が上がる

自律訓練法にチャレンジしてみよう！

基礎公式：リラックス状態をつくり出す

1. 寝ころんだり、リラックスできる椅子に座ったりする
2. 心の中で、
「リラックスしてきている」
「だんだんリラックスしている」
ととなえる

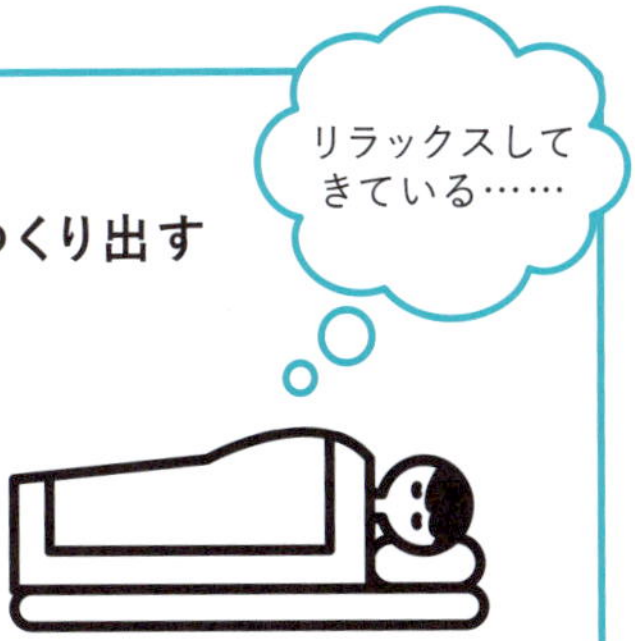

第1公式：手足の重感訓練

まず、右手（利き手）にそれとなく意識をもっていき、「右手がとても重た〜い」と心の中で繰り返す。右手が重く感じたら、左手〜右足〜左足の順に重感を得ていく。

第2公式：手足の温感訓練

重感訓練と同様に、「右手が温か〜い」と心の中で繰り返し、左手〜右足〜左足の順に温感を得ていく。

消去動作

1. 両手を強く握ったり開いたりする
2. 両手を組んで大きく伸びをする
3. 首や肩をよく回す

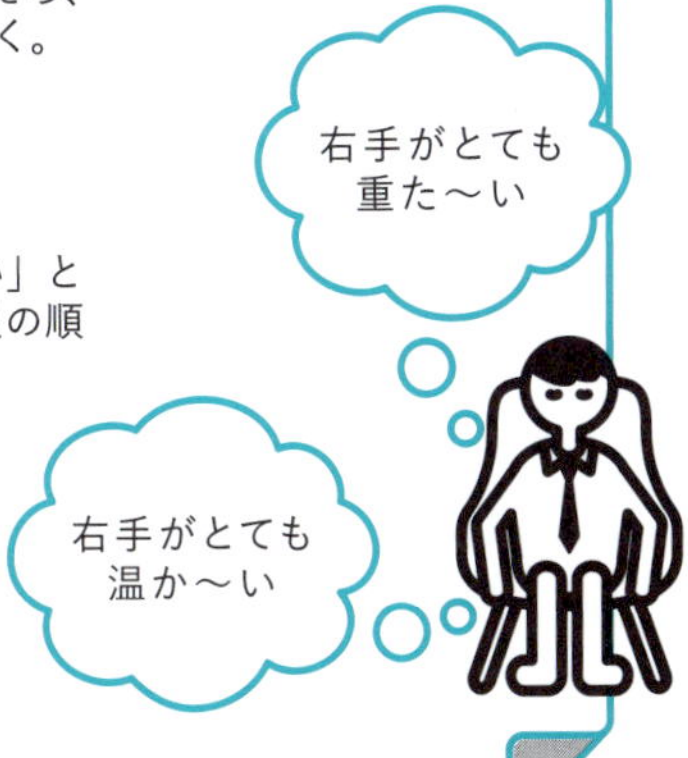

行動的手法

動くからやる気が出る「作業興奮」

「どうにもやる気が出ない」「やる気を自分でコントロールできたらいいのになぁ」と考えたことはありませんか？

実は、やる気を自分でコントロールできる方法があります。

それは、**「とにかくまず動く」**ということです。

やる気、つまりモチベーションは、脳の「側坐核《そくざかく》」という場所でつくられます。側坐核は、脳の中心近くに左右1つずつある小さな脳部位です。実は、この側坐核を活動させるためには、ある程度の刺激が必要だということが知られています。人が動くことによって、側坐核が刺激されて、モチベーションがつくられるのです。だから、動き始めてもいないのに「やる気が出ない」のは当然なのです。刺激を与えなければ側坐核は活動しないので、やる気の出ようがない、というわけです。

ですから、**仕事のやる気が出ない時には、まずはとにかくデスクに座って仕事を始めてみましょう。**とにかく、側坐核を刺激するのです。そうすると、次第にやる気が生まれてきて、仕事に集中できるようになってくるのです。

みなさんもこんな経験はないでしょうか。まったくやる気がしない状態で仕事を

POINT
動くことで脳が刺激され、モチベーションが生まれる。
やり始めたらしばらく中断しないことがポイント。

始めたにもかかわらず、いつの間にか乗ってきて、気づくと集中していた……。

こうした現象は、心理学者クレペリンによって発見され、**「作業興奮」**と名づけられました。側坐核が目を覚ますのには時間がかかります。とにかく動き始める。そして始めたらしばらくは中断しないことが肝心です。

つまり、**やる気になるのを待って動くのではなく、動くからやる気が出てくるのだ**ということを理解しておいてください。


ただ、この「とにかくまずは動く」ということがなかなか難しい。私自身、これまでの仕事の中で、そんな思いを何度もしてきています。そこで大事なのは、行う作業を小さく分解して考えるという視点です。

たとえば、書籍の執筆でお話しすると、1冊書き終えなければと考えるとうんざりしてなかなか行動に移せなくても、今日は1章の3つ目まで書けばよい。明日は1章の7つ目まで、というように、行動を切り分けて考えるというのも、「とにかく動く」ためには、大事な視点です。

作業を小さく切り分けて完了させていく手法は、「スモールステップ」（40ページ）でご説明していますので、ご参照ください。

図解

動くことによって、やる気をコントロールする

やる気は、「側坐核」でつくられる

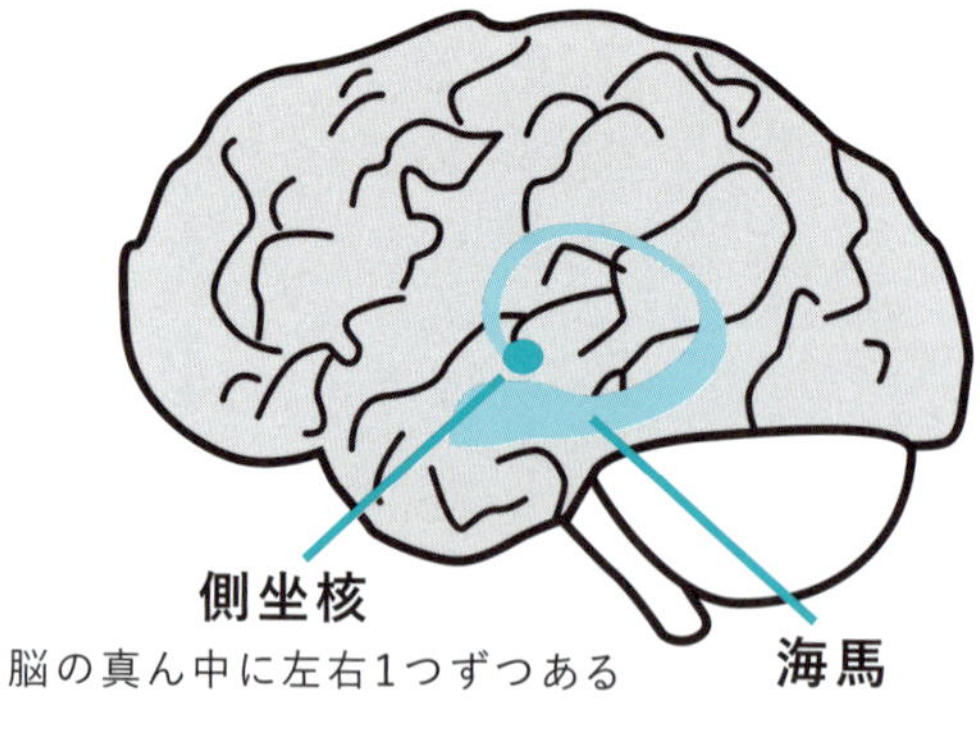

動くことによって側坐核が刺激され、やる気が出てくる

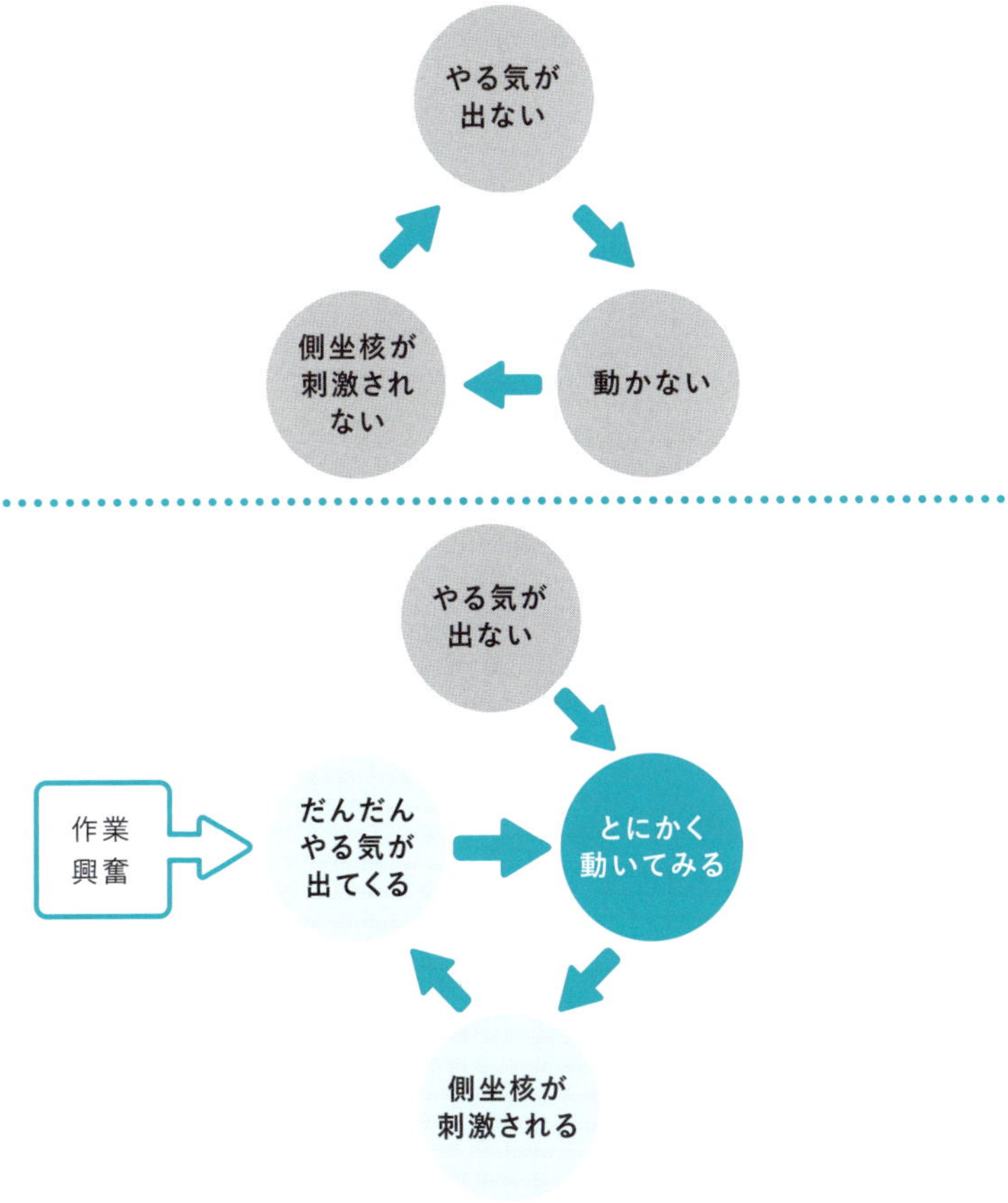

行動的手法

可能な範囲から行動していく「段階的行動法」

私たちは、過度のストレス状態になると、意欲が低下し、活動が不活発になります。だんだん行動範囲が狭くなっていき、それがまた精神的に内にこもってしまう要因にもなります。

「段階的行動法」とは、何か目標とされる行動や心理状態に、時間をかけて少しずつ近づけていく技法のことです。

泳ぎのまったくできない人が、いきなり100m泳げるようになろうと思っても、目標が大き過ぎてなかなか始められません。ですが、まずは5m泳げるようになればよいという目標なら、「それならできるかもしれない」と、練習を始める気になりますよね。

仕事の場合でも同じです。たとえば、営業職のAさんの販売ノルマが1ヵ月に5個だったとしましょう。しかしAさんは、入社したてで1ヵ月に1個か2個販売するのがやっとというのが現状です。

自分の力の何倍ものノルマを達成しなければならない……。焦ったAさんは、強引な営業をしてしまい、受注できそうな案件を逃してしまいました。売れないという焦りとプレッシャーから、さらに結果が出ず、毎月1個も売れなくなってしまった。よくある話です。

POINT
段階的に目標を設定し、できることから1つずつ始めていくことによって、心を強く保ち続けることができる。

ここで「段階的行動法」を取り入れると、こうなります。最終的な目標が月5個だとしても、まずは今までよりも1つ多い3個を目標に始めてみる。それが達成できたら、4個、5個と目標を上げていきます。もちろん、営業の現場でそんな悠長なことは言っていられないという見方もあるでしょう。しかし、最終的に目標を達成しようとする点は同じです。

また、現実とかけ離れ過ぎる目標に対して、どこから始めればいいのかわからず動けない場合などに、非常に有効です。**遠くの未来を見て躊躇するならば、近くの未来を1つずつ達成していく。**いわば、「スモールステップ」(40ページ)での行動法です。そして、そのスモールステップでの目標を達成できたら、その都度自らを褒めてあげることも大事です。「よくやった」「素晴らしい」「さすが私」など。ご褒美をあげるのもよいでしょう。「欲しかったものを買う」「マッサージを受けて癒される」など、何でもよいのです。

この「段階的行動法」は、先ほど「認知行動療法」(118ページ)で出てきた「行動療法」に近いです。そして、前項でご紹介した「作業興奮」の考え方にも共通している部分があります。

とてもシンプルなことですが、まずできることから1つずつ始めていく。行動していく。これもまた、自分の心を強く保ち続けるうえで、大切なポイントなのです。

図解 「段階的行動法」をマスターする

1ヵ月に1～2個売っている営業のAさんが月5個売るには……

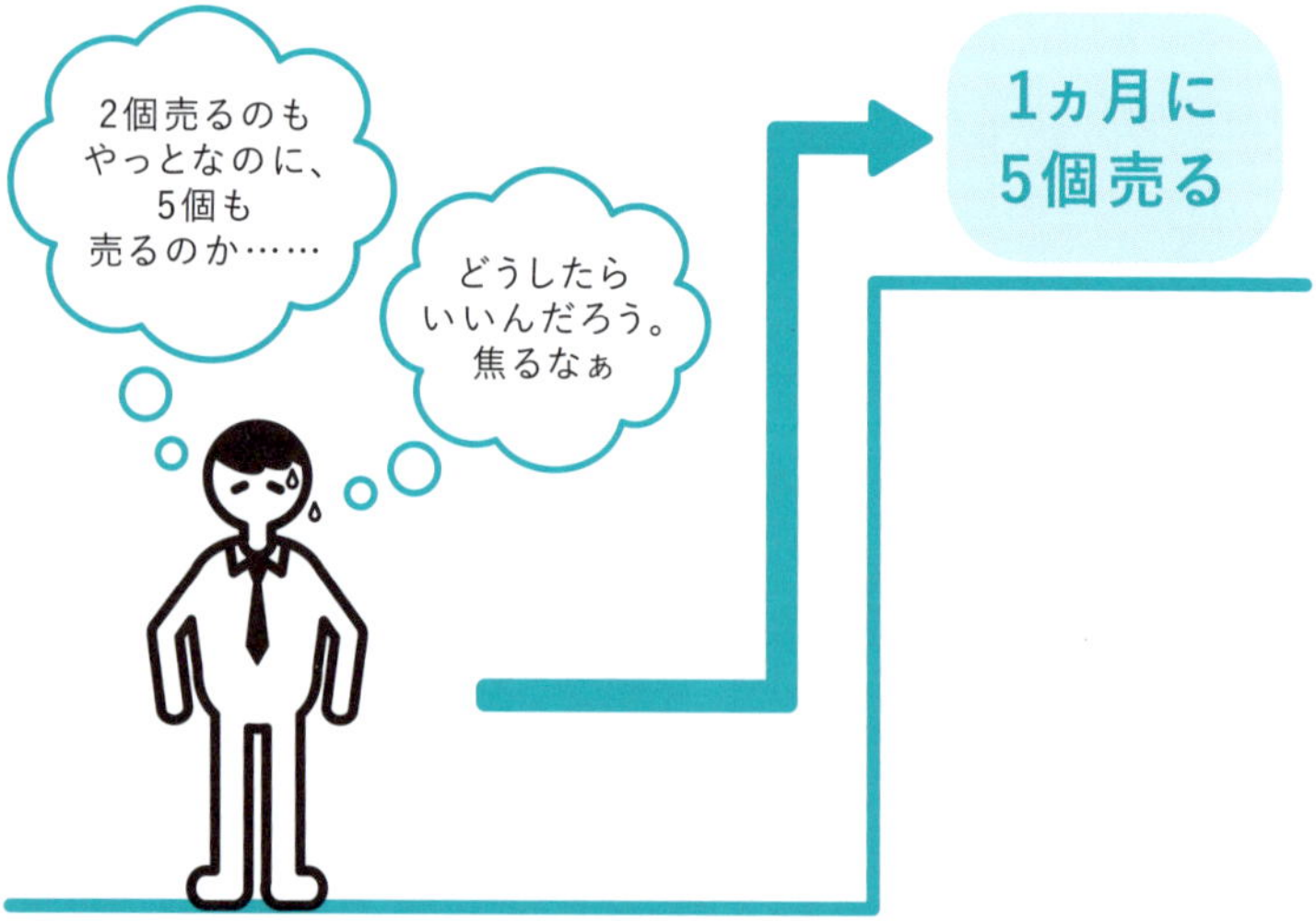

目標を段階に分けて設定すると……

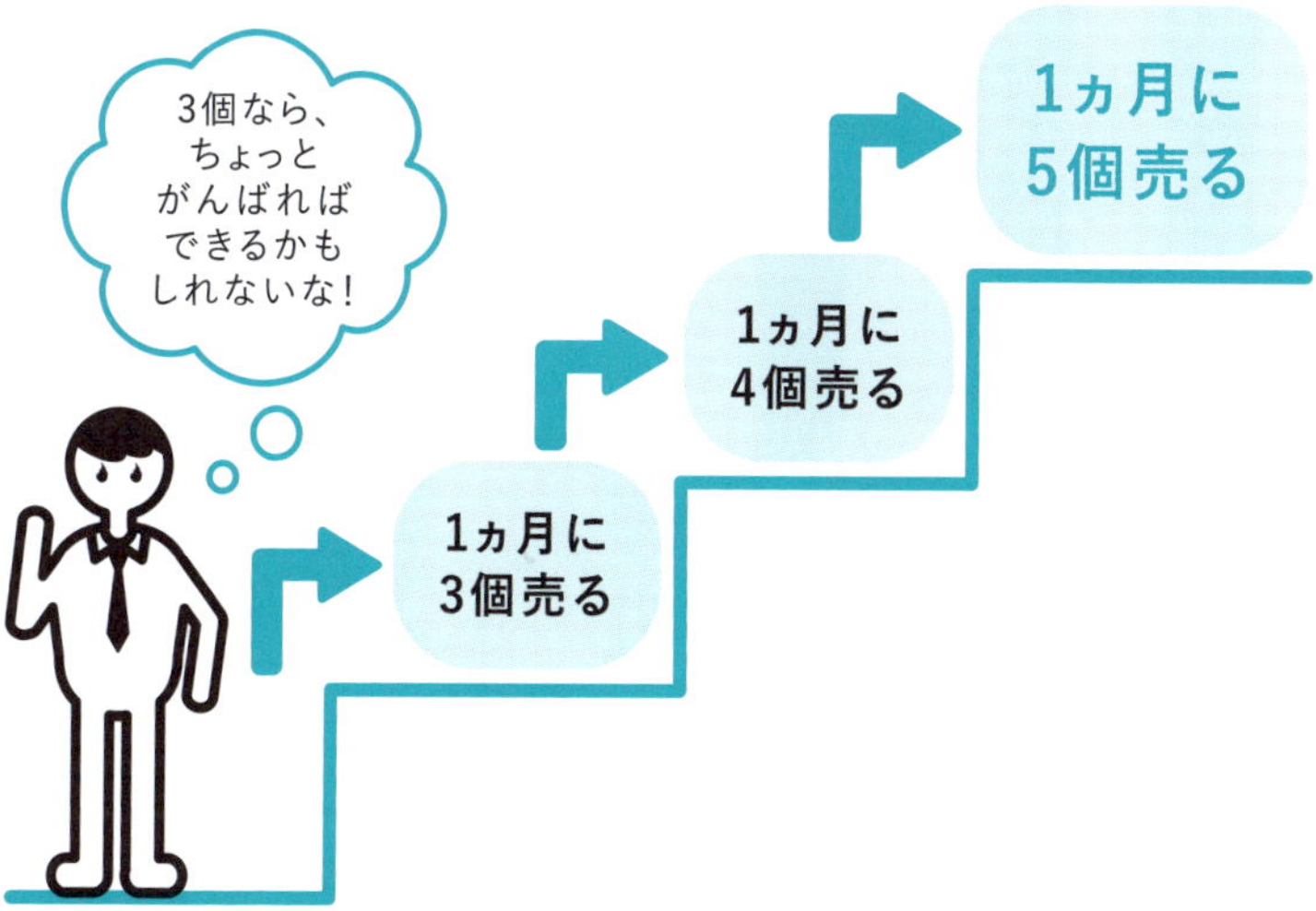

LESSON 20

行動的手法

1日の始まりをポジティブに「セルフコンディショニング」

私たちは、始まりの感情に引きずられやすいという特徴があります。私が専門職として企業勤めをしていた時のことをお話ししましょう。

ご多分にもれず、毎朝満員電車に揺られて通勤していたのですが、たまにこんな出来事に出くわしました。「足を踏まれる」のです。

満員電車なのでお互いさまですし、たいていの場合は、踏まれた後に、「すみません」もしくは「ごめんなさい」のひとことがあって終わります。

しかし、まれに謝らない人がいます。しかも、足を踏んだ後に私と目が合ったにもかかわらず、そのままスルーです。

なにを心の狭いことを言ってやがる、と思われるかもしれませんが、「ひとことくらいはあってもいいのにな」と思ってしまいます。しかもそういう時に限ってハイヒールだったりして、とても痛かったりします。

朝そんなことがあると、仕方ないと思ってはいても、その日1日モヤモヤしていたりします。そんな小さなことは気にしないようにしようと思っても、モヤモヤしてしまうのです。私の心が狭いだけかもしれませんが(笑)、やはり朝に何かネガティブなことがあると、その日の感情がなかなかポジティブになりづらいものです。

POINT
何かスタートさせる時には、
気持ちを高める言葉を発して体のどこかを刺激すると効果的！

朝の感情を意識的にポジティブに引き上げることによって、その日1日の自分の感情をコントロールすることにもつながります。

方法は簡単です。朝起きて、仕事に出る前に、鏡に向かってポジティブな言葉をひとこと発する。たとえば、「よし、今日もがんばろう！」とか「よし、今日もいい1日にするぞ！」など、なんでもよいのです。

言語化して口から言葉を発するということが、大事な要素なのです。人は頭の中だけで考えるよりも、言葉にして口から発したほうが、感情に影響を及ぼしやすいという特性があります。仕事をしていて何か気持ちを切り替えたい時など、頭の中だけで切り替えようと思うのではなく、口に出して「よし、切り替えよう！」と言った方が、効果的なのです。

口に出すのと同時に、体のどこかを刺激するのもよい方法です。たとえばほっぺたを軽くたたくとか、太ももをたたくなどです。言葉で発し、身体刺激を加える。これを毎朝の習慣にするのです。

こういった、**何かのスタート時に、自分なりに気持ちを高める言葉を発したり行動をすることを、「セルフコンディショニング」といいます。**

図解 「セルフコンディショニング」を習慣にする

朝、自分に話しかける

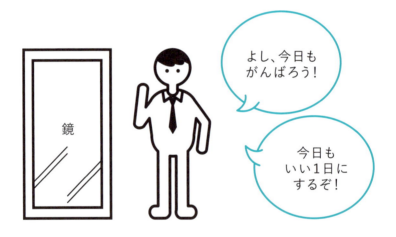

仕事でミスをしたり、行き詰まったりした時も……

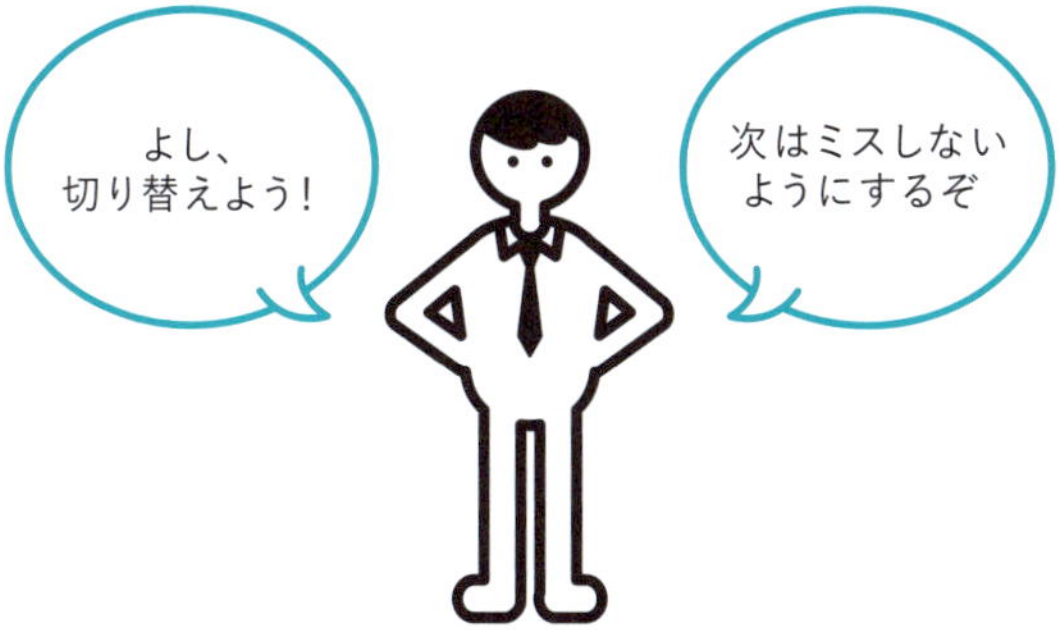
よし、
切り替えよう!
次はミスしない
ようにするぞ

身体刺激を加えるのも効果的

・ほっぺたを軽くたたく
・太ももをたたく

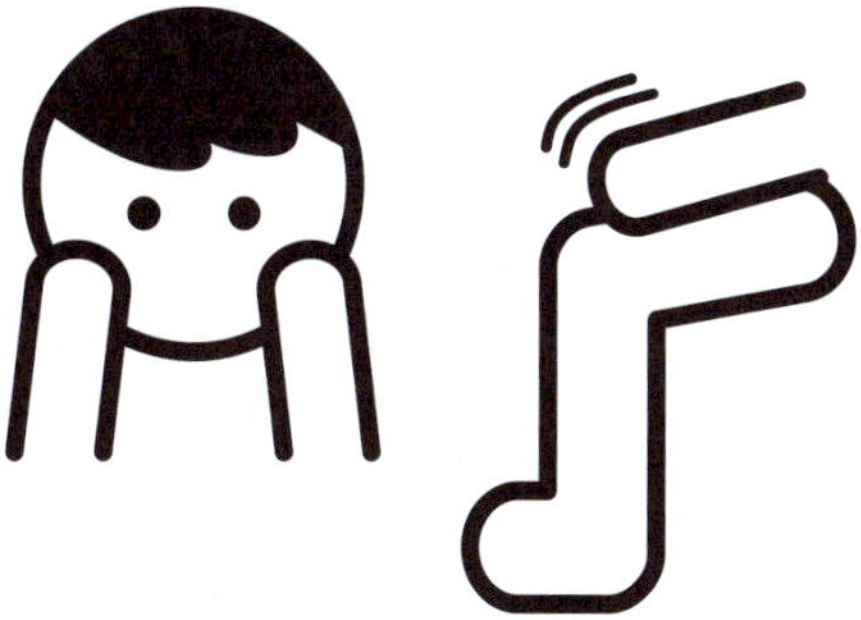

行動的手法

まずは姿勢から「ストレス姿勢を変える」

みなさんは、自分の普段の姿勢を気にしたことはありますか？　歩いている時、立っている時、座っている時……。142ページの「笑う」の部分でもふれましたが、人の心理状態は体の状態に影響を及ぼします。精神的に落ち込んでいる時は、下を向きながら歩き、背中も猫背になる。疲れている時も同様です。

心と体は一体です。心の状態が体に表れるし、逆に体の状態が心に影響を及ぼすことも多々あります。だからこそ、普段の自分の姿勢に気を配ることは重要なことなのです。

姿勢を変えるには、まず目線が大事になってきます。目線が下を向いていれば、自然と背中が丸くなった頼りない姿勢になります。目線を前に、時には上に向け、背中を伸ばして胸を張るのです。そうすることによって、気持ちも自然と上向きになってくることでしょう。

これまでさまざまな人と接してきましたが、やはり精神的に落ち込んでいる人、メンタル不全状態の人は姿勢が悪く、うつむきがちな人がとても多い印象でした。

逆に、**精神的に充実して仕事をしている人、自分に自信を持って日々の生活を送っている人は、姿勢がよく目線が高い傾向がありました。**

POINT
目線を前や上に向け、背中を伸ばして胸を張ることで気持ちも上向きにコントロールすることができる。

ある大手金融機関で管理職に対する教育研修を行った際に、この「姿勢」をとても強く意識している人に出会ったことがあります。その人は、営業成績は常に上位に入り、次期役員とまで言われている方でした。

私は彼に、「これまでどうやってストレスに対処してきたのか？　なぜ結果を出し続けてこられたのか？」と質問してみたところ、こんな答えが返ってきました。

「私の仕事は日々ストレスとの戦いです。職場の自分の席が明日なくなっているかもしれない、そんな環境の中で働いています。プレッシャーとストレスで落ち込みがちだからこそ、意識して姿勢よく胸を張り、前を向いて、時には空を見上げ、遠くを見るようにして、自分を高めているんです。無理してでもね。そうでもしないと、ここまでやってこれませんでしたよ」

もちろんこの方が、ストレスに負けずこれまで結果を出し続けてきたのは、姿勢以外の理由もあるでしょう。しかし、姿勢や目線を意識してきたことによって、ある程度のメンタルコントロールが行われてきたことも、また事実なのです。

心と体が密接につながっているということは、これまで何度も述べてきました。心理面から体を変える、身体面から心を変える、どちらもとても大切なことです。気持ちから変えるのが難しい時は、ぜひ姿勢から始めてください。

図解

ストレス姿勢を変える

心と体はつながっている

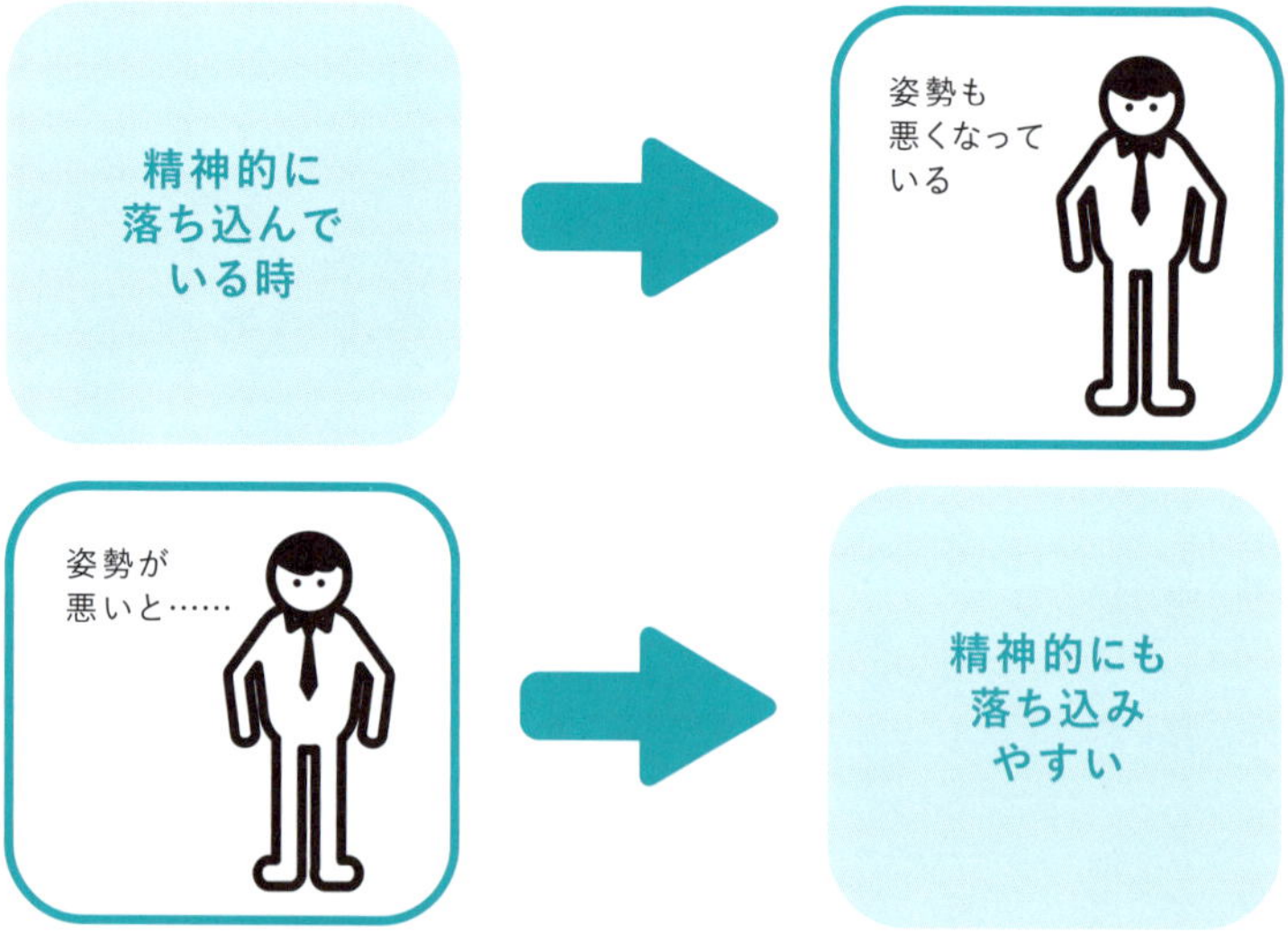

姿勢から変えてみよう

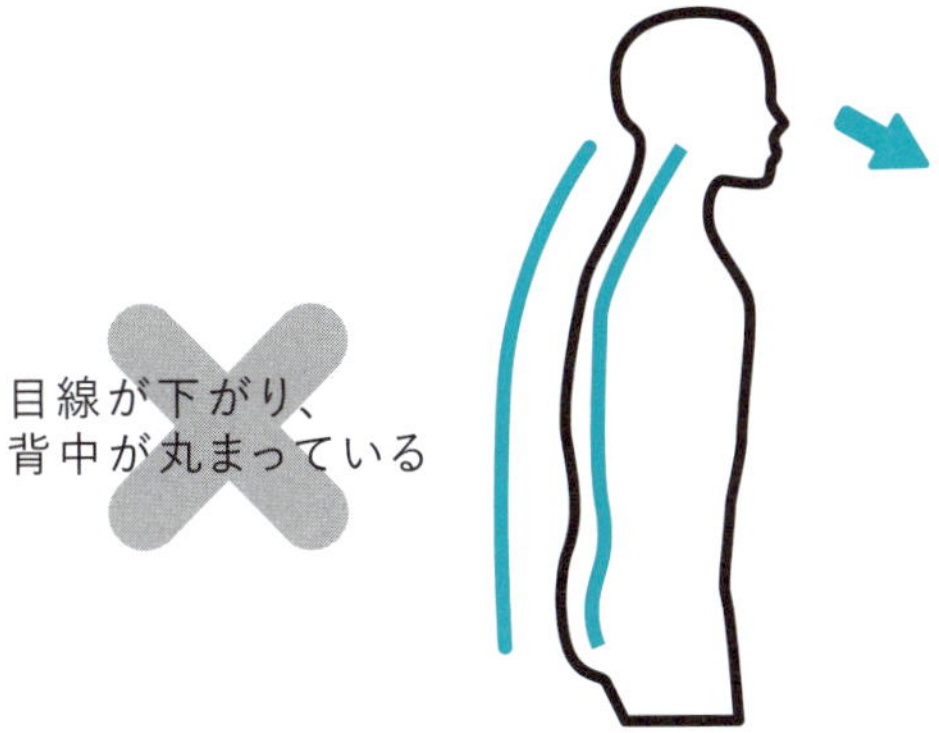
目線が下がり、
背中が丸まっている

① 目線を上げる
② 背筋を伸ばす

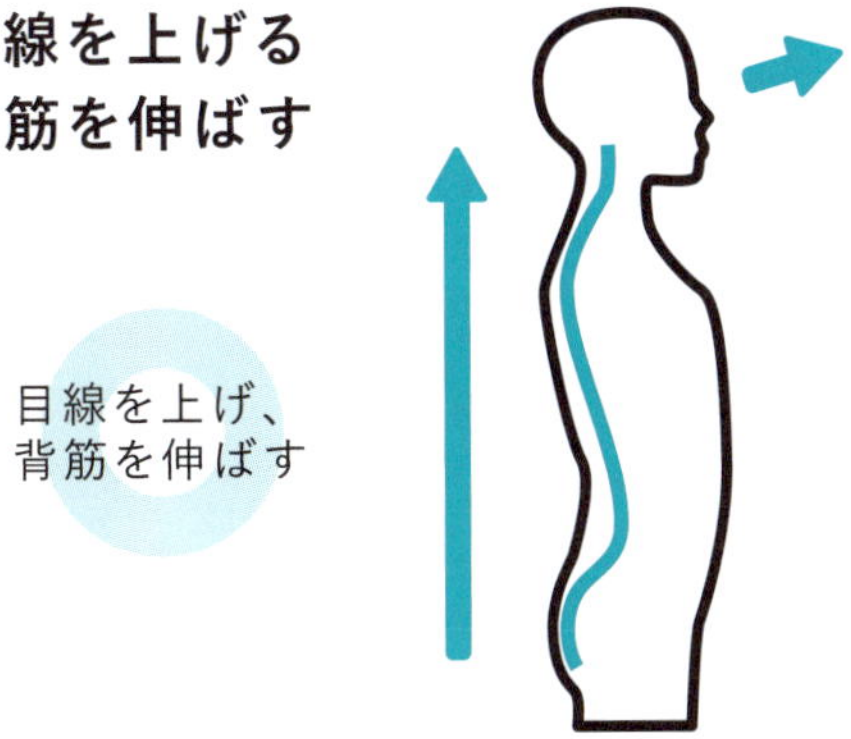
目線を上げ、
背筋を伸ばす

行動的手法

運動でストレス解消
「有酸素運動」

最近、運動してますか？　スポーツクラブの勧誘チラシにでも出てきそうなセリフですが、運動は、ストレス解消にとても効果的な手法の1つです。

ストレス解消に特に有効とされる運動は、**「有酸素運動」**です。有酸素運動とは、その名の通り、酸素を取り入れながら行います。つまり、筋トレや短距離走など、無酸素状態で行う短時間運動ではなく、比較的長い時間継続的に行える運動のことです。具体的には、次のような運動が挙げられます。

❶ **ウォーキング**
❷ **ジョギング**
❸ **山登り**
❹ **サイクリング**
❺ **水泳**
❻ **テニス**
❼ **森林浴（ハイキング）など**

特におすすめなのは、ウォーキングです。ウォーキングといっても、時間をとって、わざわざ実施するのではなく、気軽に始めてみましょう。たとえば、週に何回か、会社帰りに最寄り駅の1駅前で降りて、自宅まで歩いて帰る。ヘッドフォンをして音楽を聴きながら近所を5～10分散歩する。犬の散歩をする……。

こういった激し過ぎない軽い運動が、精神的にはとてもよいのです。散歩する時

POINT
一定のリズムがあり、継続的に行える運動がストレス解消に効果的。日常生活の中で気軽にできるような軽い運動でOK。

間がなければ、仕事場を公園に移して、緑の中で仕事をするのも効果的です。緑の中で行う運動を**「グリーン・エクササイズ」**と言います。

東邦大学医学部教授の有田秀穂先生は、著書『脳内セロトニン・トレーニング』の中で、ウォーキングなどの一定のリズムで継続的に行う**「リズム運動」が、うつ病の予防物質と言われる「セロトニン」の正常な分泌を促すのに非常に効果的**だと述べています。130ページでご紹介した「丹田呼吸法」なども、一定のリズムで行う「リズム運動」になり得ます。

現在、欧米などでは、精神疾患の治療において、薬物治療ではなく運動療法で改善が見られたという事例が数多くあがってきています。

実は、運動することによる精神的効果は、他にもあります。

オーストラリアのマッコーリー大学の心理学者ミーガン・オートンと、生物学者のケン・チェンによる研究で、運動を継続的に行うことによって、自己コントロール力が向上し、日常の悪習慣の改善につながるという結果が出たのです。生活面のあらゆる面において自制心を発揮し、改善が見られたそうです。

激しい運動ではなく、気軽に始められて、継続できる運動習慣を、ぜひみなさんも始めてみてください。

図解

「有酸素運動」でストレス解消!

有酸素運動とは

酸素を取り入れながら、比較的長い時間継続的に行う運動

1. ウォーキング
2. ジョギング
3. 山登り
4. サイクリング
5. 水泳
6. テニス
7. 森林浴(ハイキング)など

日常生活の中に取り入れるのがおすすめ!

・会社帰りに1駅前で降りて歩く
・ヘッドフォンをして音楽を聴きながら近所を散歩
・公園で犬の散歩

有酸素運動の効果

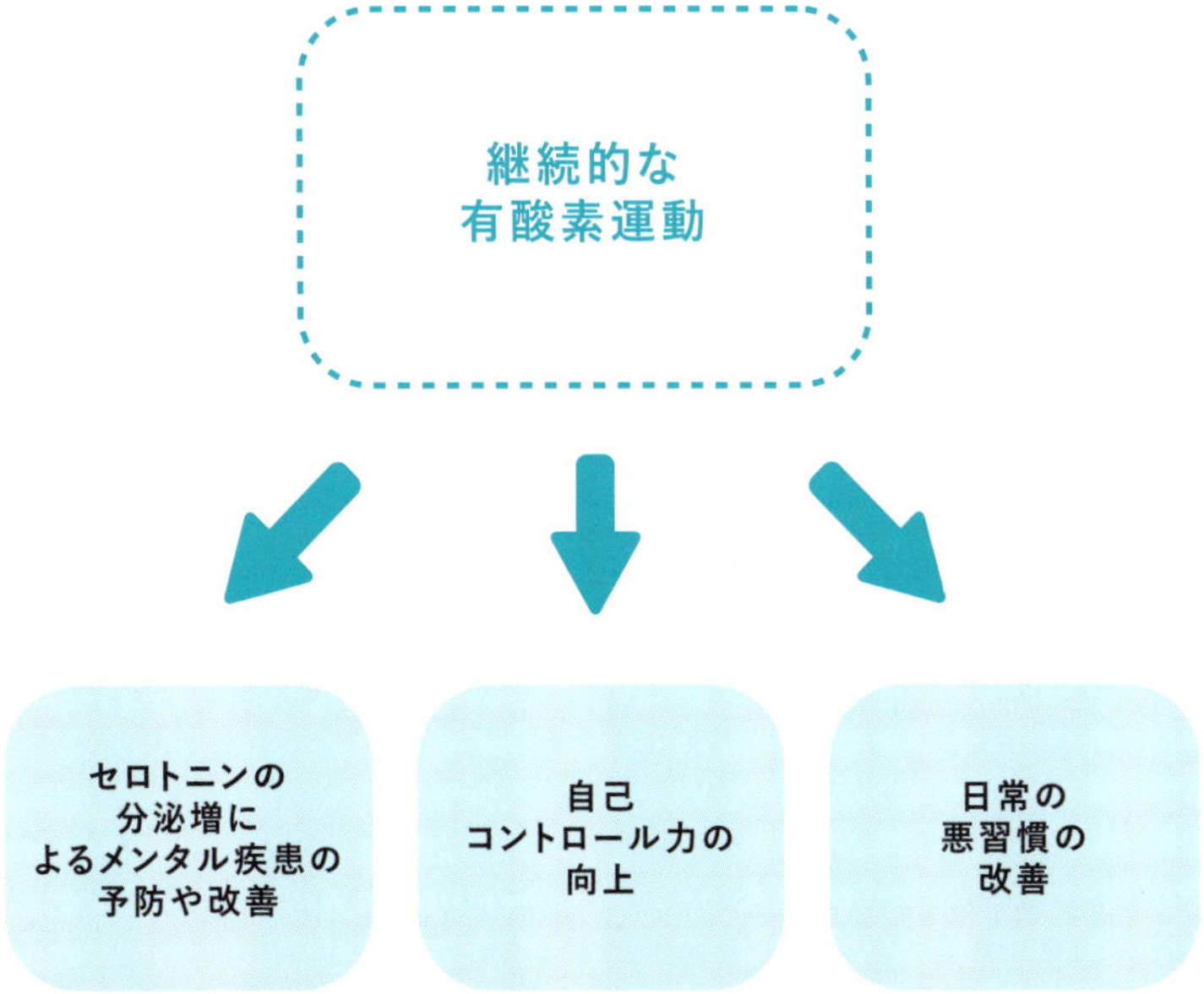
継続的な
有酸素運動
セロトニンの
分泌増に
よるメンタル疾患の
予防や改善
自己
コントロール力の
向上
日常の
悪習慣の
改善

自分も相手も尊重する「アサーティブ・コミュニケーション」

行動的手法

コミュニケーションに関する研修でよく行われるのが、**「アサーション・トレーニング（主張訓練）」**です。「主張訓練」といっても、ただ単に意見を主張すればいいというものではなく、**「相手を尊重しながら、自分自身の意見や考えをきちんと伝える」**ための手法です。

組織のメンタルケア対策などに関わっていると、自分の意見や考えを伝えられず、それがストレスになってしまい精神的にダウンしてしまったという人をたくさん見受けます。自分の意見や考えを、その場その場できちんと伝える。同時に、相手のことをねじ伏せたり、打ち負かしたり、傷つけるのではなく、尊重する。こうしたバランスのよいコミュニケーションをとっていくことが、人間関係のストレス軽減につながります。

アサーションの観点では、コミュニケーションのスタイルが3つに分けられます。

❶ **主張タイプ**（**アグレッシブ**）

自分の意見や考えを押し通す傾向が強く、相手に何を言われても自分の意見はほとんど曲げない。自分中心のコミュニケーションです。

❷ **非主張タイプ**（**ノンアグレッシブ**）

自分よりも相手のことを優先してしまう傾向が強く、頼まれると、難しい状

POINT
相手を尊重しながら、自分の意見も伝えるバランスのよいコミュニケーションで、人間関係のストレスを軽減！

況でも断ることができない。強く意見されたりすると、自分の考えを曲げてしまうこともあります。

❸ アサーティブタイプ

相手のことも尊重しつつ、きちんと自分の意見や考えも相手に伝えることができる、バランスのとれたコミュニケーションスタイルです。

アサーティブなコミュニケーションをとるには、「DESC法」が有効です。

D（Describe）：事実を伝える／E（Explain）：自分の気持ちを伝える
S（Specify）：提案やお願いをする／C（Choose）：結果を示唆する・代案を述べる

たとえば、たくさん仕事を抱えて余裕がないのに、上司に新しい仕事を振られた場合、この「DESC法」を使うと次のように対応することができます。

D（事実）：現在、A社の仕事を抱えていて時間が足りない状況です。／E（気持ち）：私としても、ご依頼の案件を早急に完了させたいとは考えているのですが、／S（提案）：A社の仕事が明日いっぱいはかかるので、ご依頼の仕事を完了するのに、明後日の夕方まではかかります。ですので、明後日の17時までお時間いただけますか？／C（結果）：それでよろしければ、お引き受けできます。

図解 「アサーティブなコミュニケーション」で、ストレスをためない

アサーティブなコミュニケーションとは

アサーションの種類	自分	相手
主張タイプ（アグレッシブ）	相手の言うことを聞かず、自分の意見を曲げない ○	自分の意見を聞いてもらえない ×
非主張タイプ（ノンアグレッシブ）	がまんしている（ストレスがたまる） ×	自分の意見が通る ○
アサーティブタイプ	相手のことも大事にしつつ、自分の考えや意見も主張する ○	自分の意見も聞いてもらえる ○

上司の急な依頼にも、「DESC法」でアサーティブに対応！

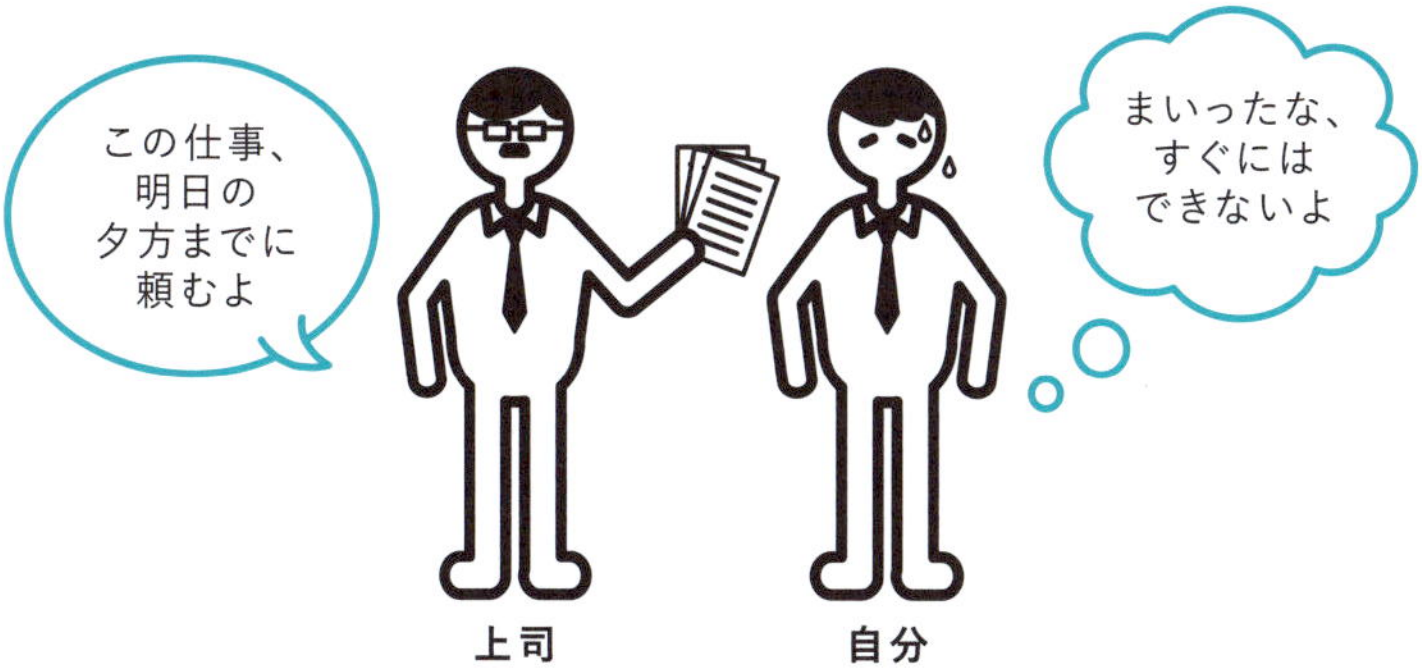
この仕事、明日の夕方までに頼むよ
まいったな、すぐにはできないよ
上司
自分

1 Describe（事実）
現在、A社の仕事を抱えていて、時間が足りない状況です。

2 Explain（自分の気持ち）
私としても、ご依頼の案件を早急に完了させたいとは考えているのですが、

3 Specify（提案）
A社の仕事が明日いっぱいはかかるので、ご依頼の仕事を完了するのに、明後日の夕方まではかかります。ですので、明後日の17時までお時間いただけますか？

4 Choose（結果を示唆）
それでよろしければ、お引き受けできます。

行動的手法

苦手な相手との関係を改善する「ザイアンス効果・返報性の法則」

企業などでストレス要因のアンケートを行うと、「人間関係」は必ず上位に入る項目です。ストレス要因は、上司や同僚、部下、取引先などさまざまです。人間関係に悩む方からは、こんな質問をよく受けます。「苦手な人とうまくやるにはどうしたらいいでしょう?」「職場に嫌いな人がいるのですが、どうしたら好きになれるでしょう?」。そんな時に私がアドバイスする点は3つです。

❶ 無理に好きになろうとしない

「好きにならなきゃ」と思っても、なかなかすぐにはなれないもの。好きになれない自分を責めてしまったり、相手がさらに苦手になってしまったりします。

❷ 苦手な相手との接触回数を増やす

人間には、何度も繰り返し会うと、その相手に対しての好意が芽生えやすくなるという心理特性があります。これを心理学用語で、**「ザイアンスの法則（単純接触効果）」**と言います。これは、アメリカの社会心理学者ロバート・ザイアンスが提唱した人間心理に関する法則です。接触回数を増やすと、相手のさまざまな面が見えてきたりして、関係が改善しやすくなります。この手法をとる時は、受け身ではなく自ら接触回数を増やすことも大切です。

❸「相手に対する感情は、相手にも伝染する」ことを知る

POINT
苦手だと思う人には時間をかけて接触回数を増やし、自分から好意を向けられるようになると結果は好転する。

人には他者の感情を感じ取ることができる能力が備わっています。他者の感情を感じ取れるからこそ共感もしますし、一緒に喜んだり、悲しんだり、怒ったりすることができるのです。

つまり、あなたの「苦手だな」という感情が、相手にも伝わっている可能性があるということです。意識的にというより、無意識的に伝わるのです。「なんとなく避けられている……?」というのがそれです。みなさんが苦手だ、嫌いだと思っている人には、その感情が伝わっているのです。

心理学では、「嫌悪の報復性」と言いますが、相手が自分のことを嫌っていると感じた場合、相手を同様に嫌うようになります。

逆に、「好意の返報性」というものもあります。好意的なことをしてくれた相手に対して「何かお返ししなきゃ」「何かしてあげたい」という気持ちになることです。自分に好意を持っている人のことは好きになってしまうわけです。

大事なことは、相手からの好意を待つのではなく、自分からまず好意を向けてみること。最初はたいへんかもしれません。ですが時間をかけて接触回数を増やし、相手に好意を向け続ければ、よい結果を導き出せる確率が跳ね上がるということを、ぜひ知っておいてください。

図解

苦手な人との コミュニケーションを改善する

人間関係のストレス解消には「何度も会う」ことが効果的！

1 苦手な人を無理に好きになろうとしない

「好きにならなきゃ」という考えにとらわれると、自分を責めたり、相手がさらに苦手になってしまったりする

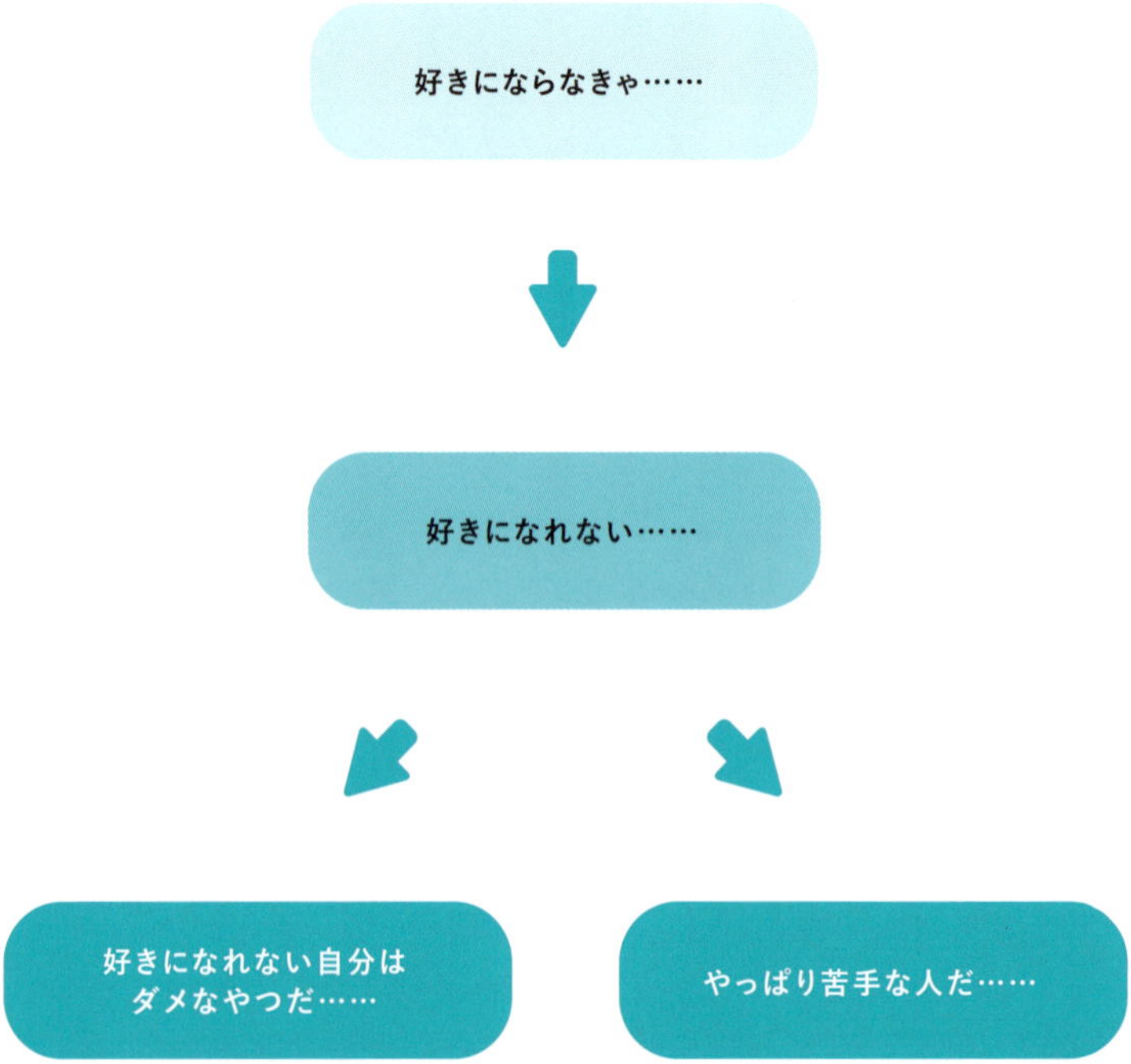
好きにならなきゃ……
好きになれない……
好きになれない自分はダメなやつだ……
やっぱり苦手な人だ……

2 苦手な相手との接触回数を増やす

何度も繰り返し会うと、その相手に対しての好意が芽生えやすくなる
（ザイアンスの法則）

商品広告の効果にも応用され、接触回数が3回を超えると認知され、7回目で購買に至ると言われている

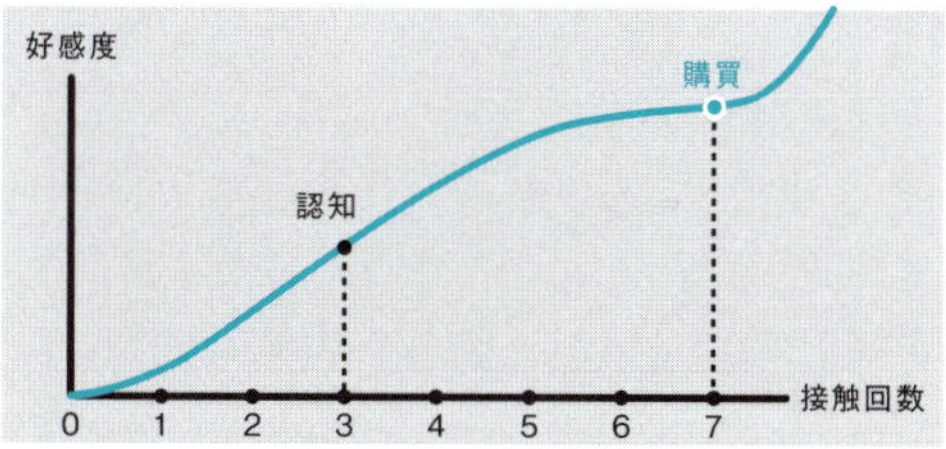

3 「相手に対する感情は、相手にも伝染する」ことを知る

自分のことを嫌っている人のことは嫌いになり（嫌悪の報復性）、自分に好意を持っている人のことは好きになる（好意の返報性）

嫌悪の報復性

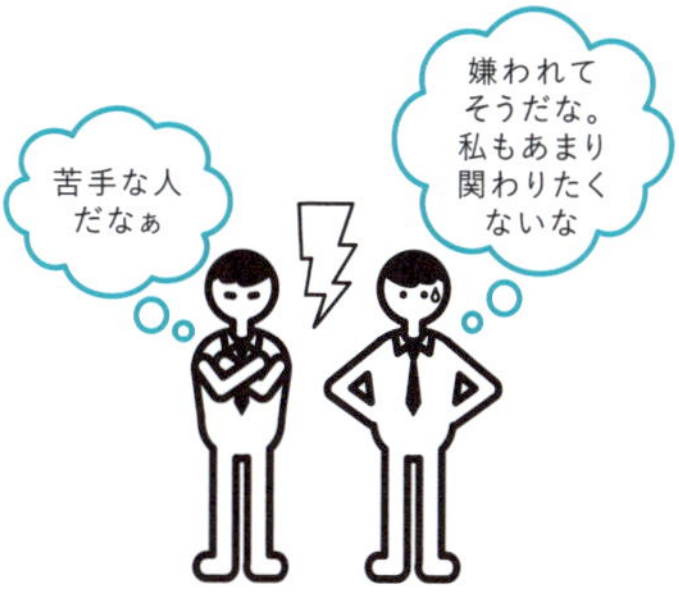
苦手な人だなぁ
嫌われてそうだな。私もあまり関わりたくないな

好意の返報性

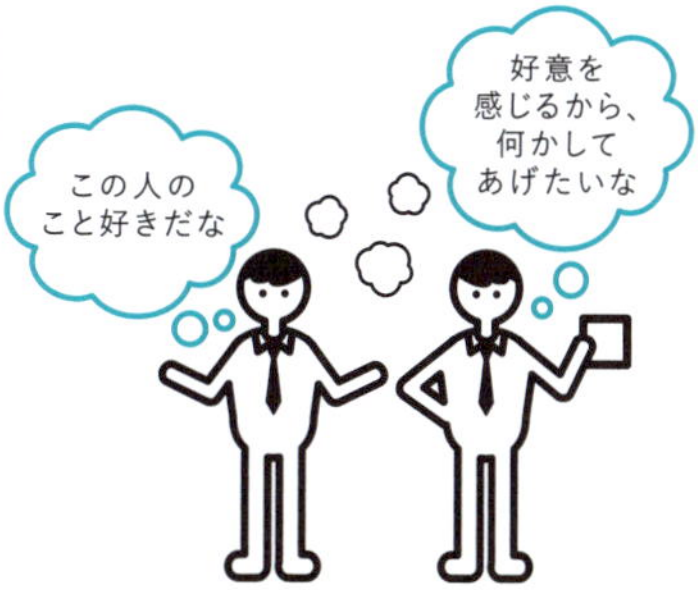
この人のこと好きだな
好意を感じるから、何かしてあげたいな

環境的手法

自分の癒し場所をつくる「セルフスペース法」

突然ですが、ここで質問です。あなたは、自分にとっての癒しのスペースを持っていますか？

「セルフスペース」とは、自分がその場所にいると、癒されたり元気になれたりする場所のことです。なんとなくこの場所に来ると癒される、この場所にいると落ち着く、この場所にいると元気が湧いてくる……。そんな場所が、普段の生活で誰でも1つはあるのではないでしょうか。

意識してそういった場所をつくり、意図的に自分を充電するというのが「セルフスペース法」です。自分が落ち着けたり、元気になれたりする場所を、意識的につくってみましょう。

「セルフスペース」は、人によってさまざまです。

自宅の自分の部屋や風呂場、という人もいれば、行きつけの飲み屋さん、近場の海や山といった人もいます。

「行きつけのマンガ喫茶が自分にとっての最高の癒しの場所だ」という人もいました。マンガ喫茶の個室の狭いスペースにいると、隔離された別世界にいるようで、自由を感じることができるからだそうです。

中には、自宅のトイレがいちばん落ち着くという人もいます。毎朝30分、そして

POINT
メンタルを回復させる「場所」を見つけて心の状態を意図的にコントロールする。

帰宅後には1時間はトイレにこもって、好きな読書をしたり新聞を読んだり、ボーっとしてリラックスしているそうです。

女性だと、お風呂が自分にとってのセルフスペースだという方も多いですね。お風呂の中で読書したり、ポータブルテレビを見たり、音楽を聴いたり……。紅茶を飲む人もいました。

私の知人で、非常に多忙な人がいるのですが、地方にある温泉宿が大好きで、毎年2回ほど必ず、その温泉宿に数日間滞在して、日頃の疲れを癒しリフレッシュして、また仕事に励んでいます。その温泉宿に行くのが自分にとってのモチベーションとなり、また仕事もがんばれるそうです。

場所に決まりはありません。自宅でなきゃいけないとか、外でなきゃダメだといったことは一切なく、あくまでも自分が落ち着けたり、元気が出たりする場所でいいのです。それがその人にとっての「セルフスペース」なのです。

気持ちが落ち込んだ時にセルフスペースに行くのはもちろん効果的ですが、そうでない時でも、自分を充電できる場所に定期的に身を置くということは、効果的な心のコントロール法です。

図解

「セルフスペース」を活用する

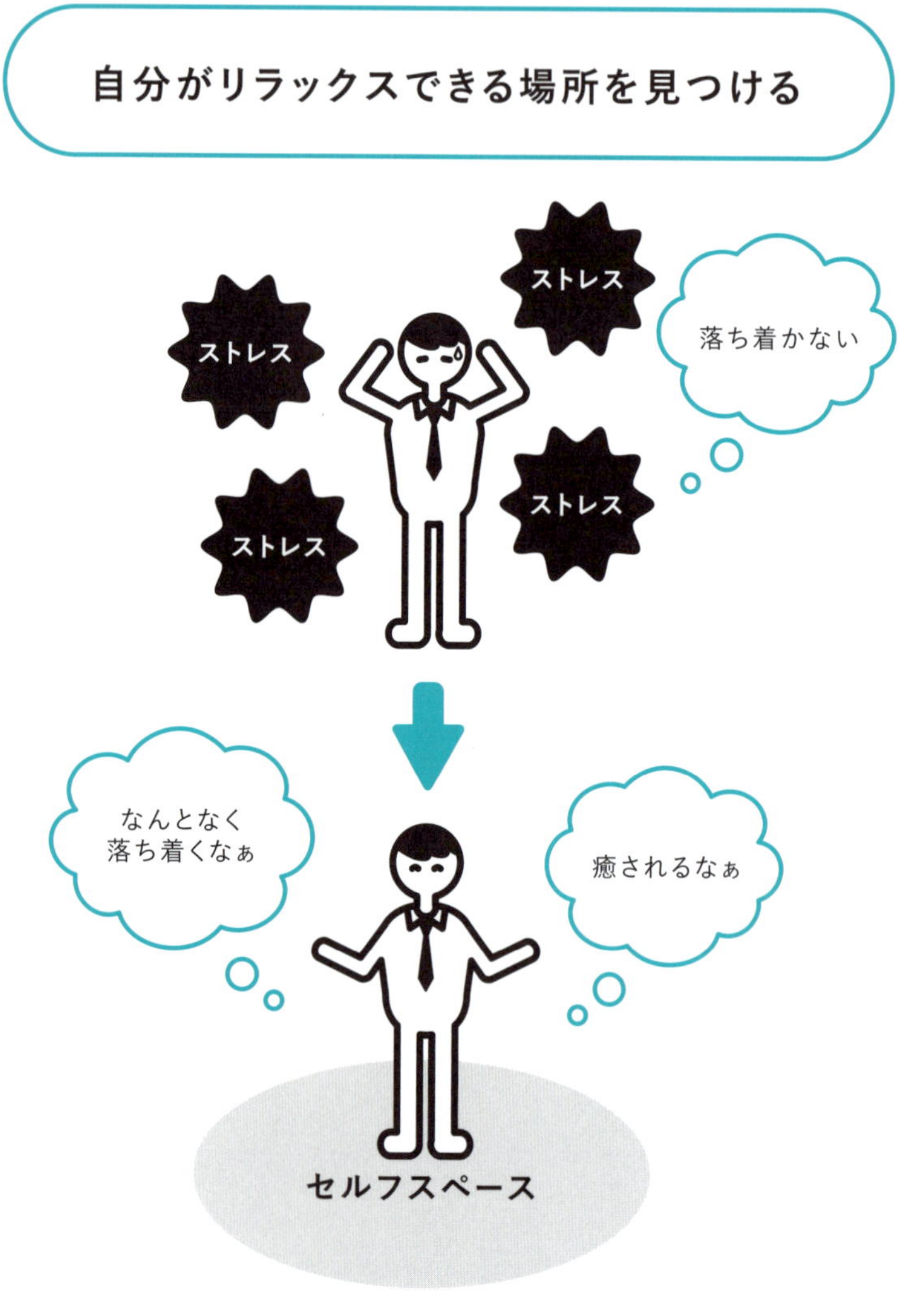

自分がリラックスできる場所を見つける
ストレス
ストレス
ストレス
ストレス
落ち着かない
なんとなく
落ち着くなぁ
癒されるなぁ
セルフスペース

セルフスペースは、人によって異なる

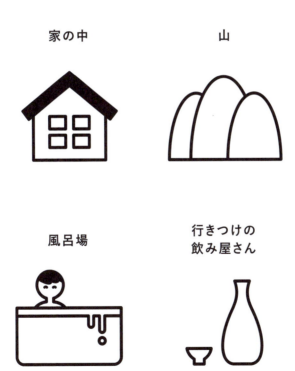

家の中

山

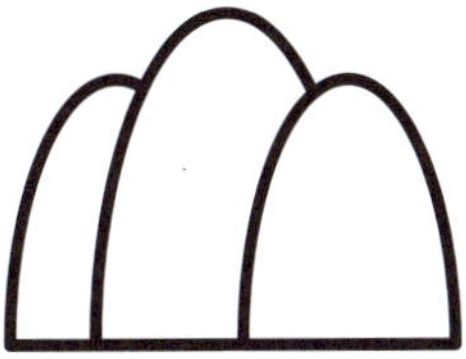

風呂場

行きつけの
飲み屋さん

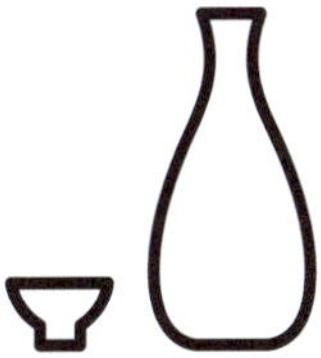

環境的手法

ストレスになる環境やものを遠ざける「刺激統制法」

自分にとってストレスになっているものや環境を、そもそも変えてしまうのも効果的なやり方です。たとえば、仕事が自分にとってストレスになっているのであれば、自宅では仕事に関する物を目につく場所に置かないようにしたり、ご近所トラブルがストレスになっているなら引っ越したり……。

このように、**自分にとってストレスとなりうるものや環境を、意識的にコントロールするのが「刺激統制法」です。**

アルコール依存の患者が、自分の周囲にお酒を置かないようにしたり、お酒が置いてあるような店に出入りしないようにしたり、というのも同じ考えからです。やり方は、簡単です。

❶ 自分の周囲にストレスを感じさせるものがないか確認し、あれば取り除いたり、隠したりする

❷ ストレスとなる場所には近づかない、行かないようにする

たとえば、最近食べ過ぎてしまうことに悩んでいるとしましょう。ダイエットしようとは思っているのに、気づくと何かを食べてしまっているということがストレスになっているとしましょう。このような状態の人に有効な「刺激

POINT
欲求を満たすものや、不安・脅威に感じること・ものを遠ざければ、衝動を抑え、冷静に判断できるようになる。

統制法」は、「目に入る範囲に食べ物を置かない」ということです。

私たちは、自分の欲求を満たしてくれるもの、すなわち自分にとっての「報酬」が目の前にあり、なおかつそれが今すぐ手に入る状態にあると、自己コントロールを担っている脳の「前頭前皮質」と呼ばれる部分が一時的に機能停止状態に陥ってしまいます。ですから、いくら意志を強くして「食べちゃダメ」と思っていても、欲求を抑えることができないのです。

しかし、もし報酬がすぐに手に入らなければ、脳は自己コントロールの状態に戻っていきます。ですから、自分の目に入る場所から食べ物を遠ざけるというシンプルな方法が効果があるのです。

これは、「報酬」だけではなく、「不安・脅威」についても同じです。**不安や脅威などのストレス状態になると、脳内の前頭前皮質が一時的に機能停止状態に陥り、冷静に判断できなくなります。**その結果、衝動的な行動が増えてしまいます。

衝動的な行動をとって後悔しないためにも、自分にとってストレスとなりうるものや環境を、意識的にコントロールしましょう。

前項でご紹介した「セルフスペース法」を活用するのも効果的です。

図解

ストレス環境を変える

刺激統制法とは

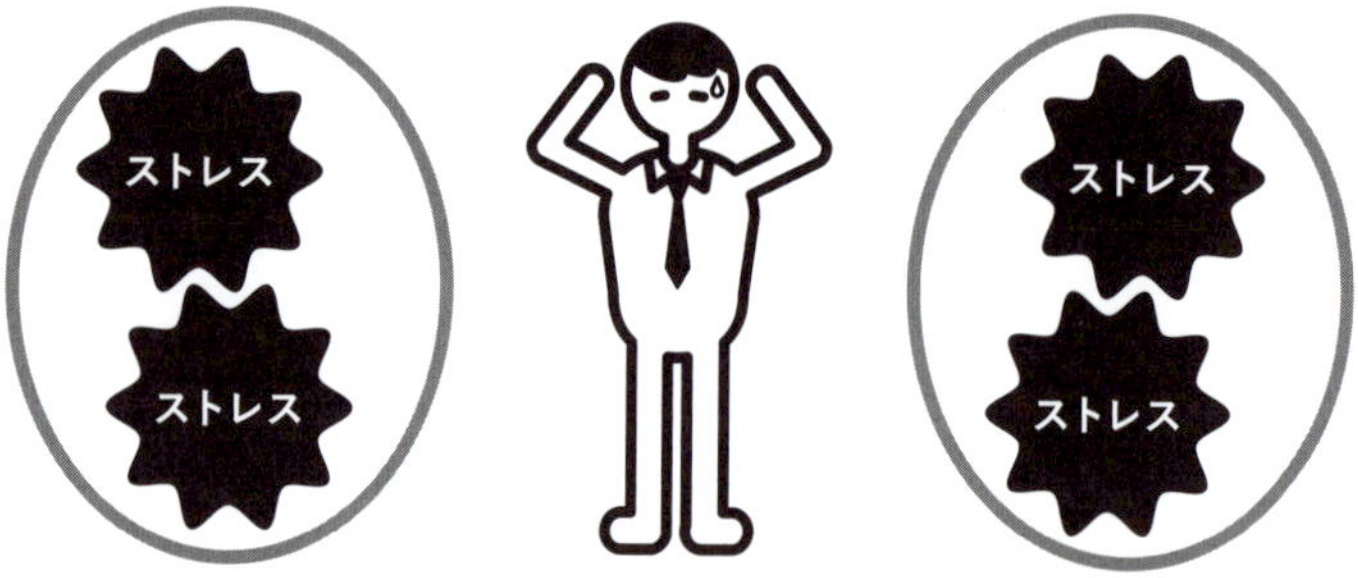

ストレスとなる刺激を取り除いたり、
隠したりする

例 1

仕事がストレスになっているなら、自宅の目につくところには、仕事関連の物を置かない

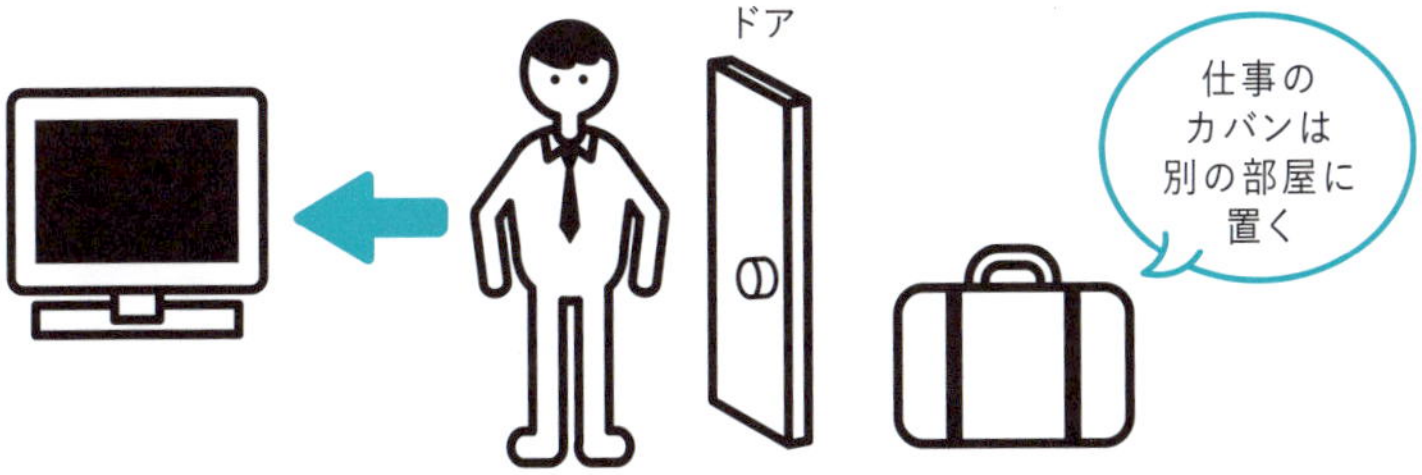

例 2

お酒の飲み過ぎがストレスになっているなら、居酒屋に近づかないようにする

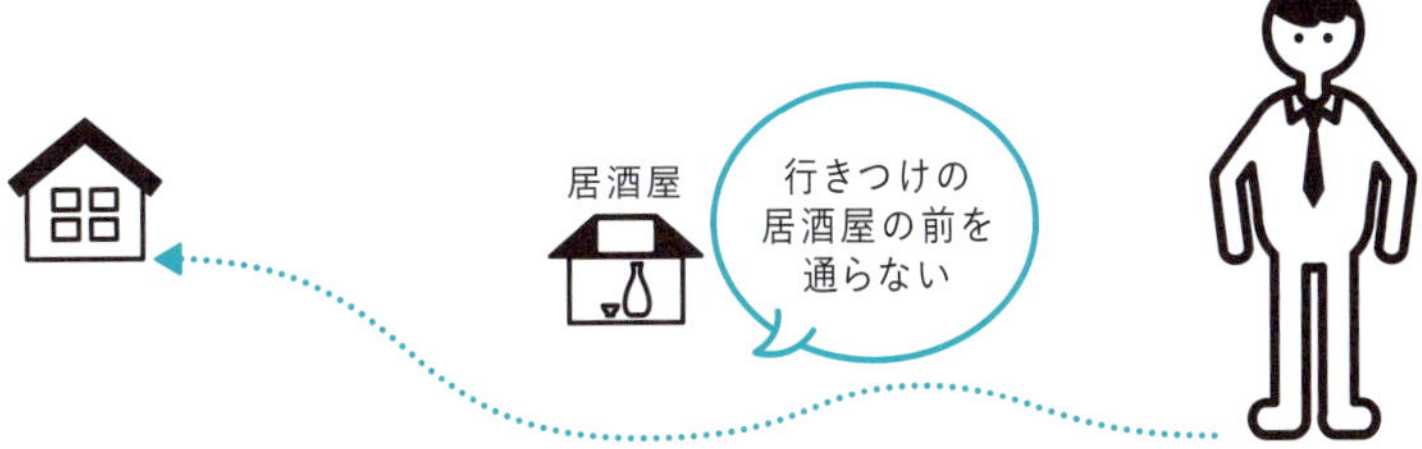

LESSON 27

環境的手法

働き方を変革する「ワークライフバランス」

近年、「働き方改革」という言葉が注目されていますが、この働き方改革は、「ワークライフバランス」の上に成り立ちます。これは、仕事とプライベートのバランスを上手にとり、両面を充実させることによって、心身共に健康な状態を手に入れるという考え方です。

ワークライフバランスというとよく、「プライベートの充実」というイメージを持たれがちですが、実はそうではありません。

必要なのは、「働き方の変革」なのです。**プライベートの時間と余裕を確保するためには、仕事を効率化し、質を高め、充実させることが前提になってきます。**そのうえで、プライベートで自分がリラックスできたり、喜びを得られたり、ストレス解消になるような趣味や好きなことを、意識的に行っていくことがワークライフバランスなのです。

ただ私は、さまざまな企業や自治体などの組織を支援してきた中で、これでは少し足りないと感じています。仕事を効率化し、質を高めるだけで、本当に充実した状態でいられるでしょうか？

正直なところ、それは人によっては難しいと感じています。では、ここにプラスして何が必要なのでしょう？

それは、**「働きがい」**です。いかに働きがいを持って仕事をしているかが、本当

POINT
自分なりの「成長目標」を持ちながら日々の仕事に取り組めば、働きがいを得られ、プライベートも充実させることができる。

の仕事の充実になると思います。「働きがい」という言葉の中には、さまざまな要素が含まれています。会社や自分の所属している組織からの評価や待遇、上司や部下・同僚などの環境といった外部要因も大きな要素になります。

しかしこれらの外部要因は、自分1人では変えられない場合もたくさんあります。**大切なことは、自分自身でいかに「成長目標」を持ち、日々の仕事に全力で取り組むかということです。**

私が出会った「できるビジネスパーソン」の中でも、高いパフォーマンスを発揮し、なおかつ精神的に充実している人々は、みな自分なりの働きがいを持っていました。彼らは必ずしも、自分が好きな仕事・やりたい仕事をやっているわけではありません。

彼らは、自分なりの成長目標を持ち、今の努力を行う。自分が望む未来を思い描きながら、今に取り組む。先を見据え、全体をとらえながら今を見る……。そんな仕事のやり方をしていました。

読者のみなさんも、まずは働きがいを持って仕事を行えるようにし、そして今の自分の仕事のやり方や取り組み姿勢を見直し、そのうえでプライベートの充実を心がけましょう。

図解

仕事を充実させ、プライベートも充実させる

仕事とプライベートの両方を充実させるには?

仕事を効率化し、
質を高め、充実させる

↓

プライベートの時間と余裕が確保できる。
そのうえで、ストレス解消になるような
活動を意識的に行っていく

仕事を充実させるには?

1. 自分なりの成長目標を持つ
2. 今の仕事のやり方・取り組み方を見直す
3. 日々の仕事に全力で取り組む
4. 働きがいが得られる
5. より充実した仕事ができるようになる

I want to work!

環境的手法

「ワーク・エンゲイジメントを高める」

これまで日本国内の企業や自治体では、「組織の中でメンタル不調者にどう対応するか」「どうすればメンタル不調者を出さないようにできるか」ということが主な取り組みでした。それに対して、オランダの心理学者シャウフェリ氏によって提唱された**「ワーク・エンゲイジメント」は、「仕事でいきいきしている人を増やす」ということを基本的理念に掲げた取り組みです。**これまでの「守りのメンタルヘルス対策」に対して、「攻めのメンタルヘルス対策」と言えるでしょう。

ワーク・エンゲイジメントは、アスリートなどが目標を達成した後に燃え尽きたように疲弊してしまう「バーン・アウト（燃え尽き症候群）」の研究から、その反対の概念として生まれました。日本では、北里大学人間科学教育センター教授の島津明人先生等が中心となり、取り組みを進めています。ワーク・エンゲイジメントは、「熱意」「没頭」「活力」の3要素からなり、「仕事に誇りややりがいを感じ、熱心に取り組み、仕事から活力を得ていきいきしている状態」を言います。

さらに、「仕事が楽しいか否か」と「一生懸命取り組んでいるか否か」の2軸でとらえます。仕事にやらされ感を持っている「I have to work」のワーカホリズム（仕事中毒）に対し、ワーク・エンゲイジメントは仕事を楽しんでいる「I want to work」の状態という点が特徴的です。

ワーク・エンゲイジメントを高めるための方法をご紹介しましょう。

POINT
仕事に「熱意」を持って「没頭」し、「活力」を得る仕組みをつくる。

❶ **セルフエフィカシー（自己効力感）を高める**

スモールステップでの目標達成などで成功体験を積み、自分の能力や力に対して自信を持ち、仕事への自信を高めましょう。

❷ **有意味感を持つ**

何事に対しても意味をきちんと考え、ポジティブな側面にも常に目を向けましょう。

❸ **全体把握感を持つ**

今この場だけでなく、未来も含めた時間軸（タイムライン）で物事を考える癖をつけましょう。

❹ **経験的処理可能感を持つ**

なんとかなるさ、自分ならできるだろうと考えるようにしましょう。

❺ **セルフエスティーム（自己肯定感）を高める**

自分の自尊心を高め、自身の存在価値、自分の仕事の価値、役割、貢献を考え、自覚しましょう。

❻ **ワークライフバランスを充実させる**

「働きがい」を持って仕事を行い、同時にプライベートも充実させましょう。

図解

ワーク・エンゲイジメントを高める

ワーク・エンゲイジメントと関連概念

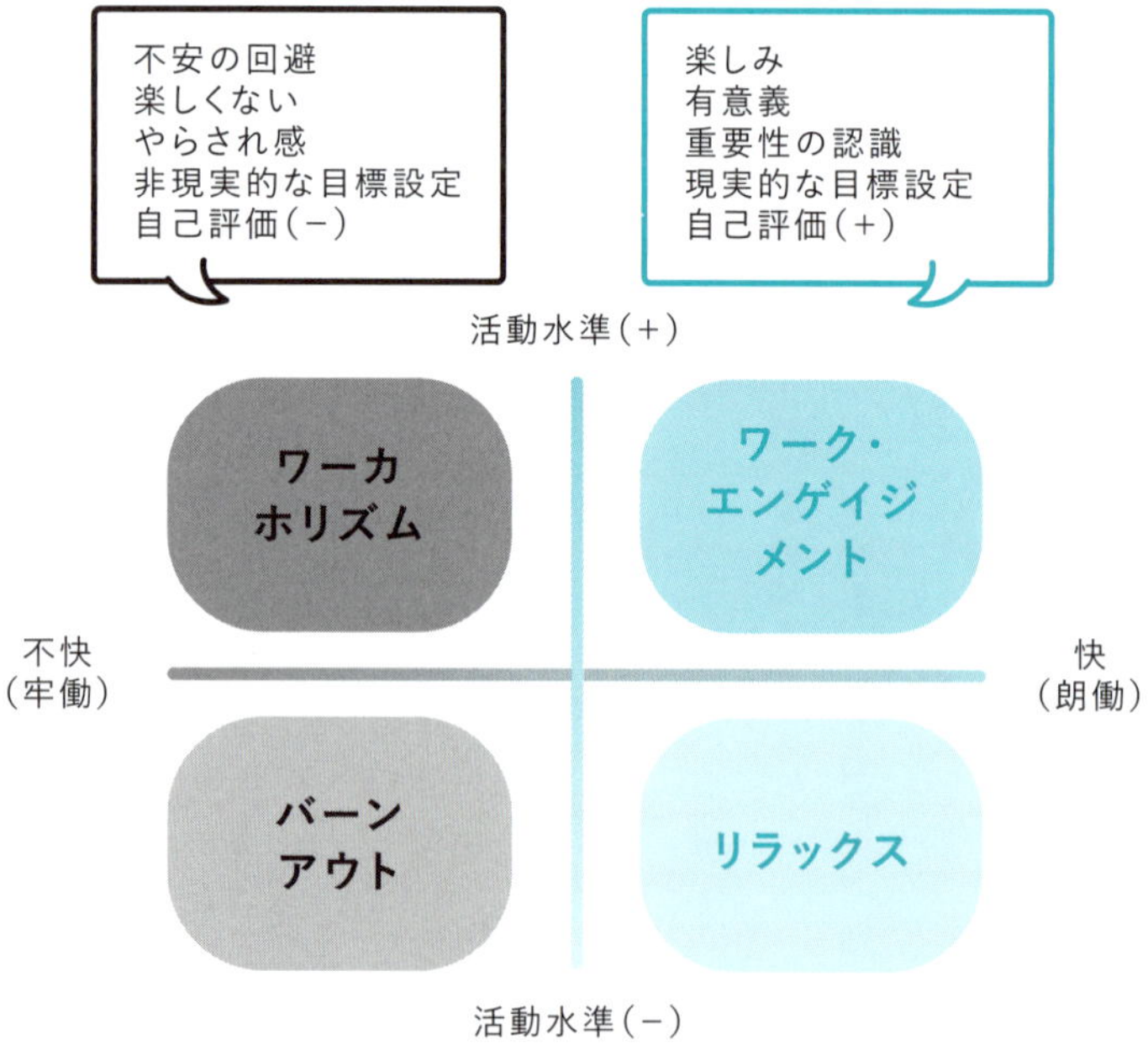

島津（2009）産業ストレス研究，16,131-138

エンゲイジメントとワーカホリズム：半年後のアウトカムとの関連

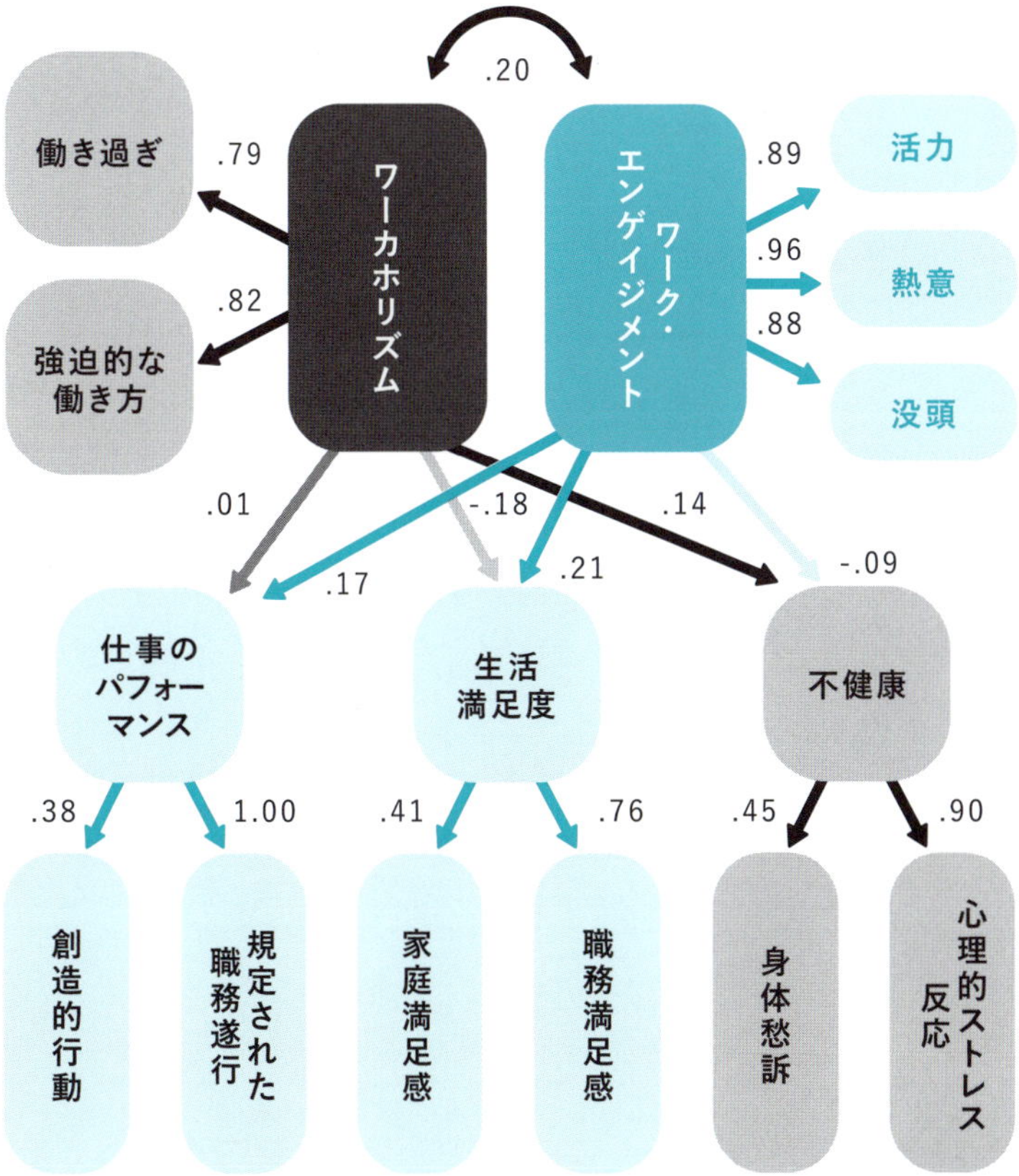

Shimazu et al.(2012) Industrial Health, 50, 316-321より筆者作成

おわりに

最後までお読みいただき、ありがとうございました。
「これなら実践できそうだ」という方法は見つかりましたか？

本書では、自分の心を強くするためのさまざまな手法をご紹介してきました。心理療法やメンタルトレーニング、その他心理学に脳科学など、ストレスマネジメントに有効な考え方やスキルなどさまざまな要素が含まれていますが、いずれもみなさんの日常の仕事や生活に落とし込めるよう、簡易的な形にしました。

先日、友人の企業経営者に久しぶりに会ったのですが、実は彼はもう10年近く、毎日「瞑想」を行っているといいます。普段からとても多忙で、海外を含め飛び回っていて、いつ寝ているんだろうと疑問に思ってしまうような人なのですが、1日10分程度の瞑想を毎日欠かさず行っているそうです。実際、ストレスマネジメントにおいては、瞑想することだけでも効果は大きく望めると考えられます。かくいう私自身、瞑想や自律訓練法といったことを、日課としています。

最後に、「いかに折れないメンタルをつくるか」についての2つの大切なポイントをお伝えします。

それは、「**実践**」と「**継続**」です。どれだけたくさんのストレスマネジメントの方法を知っていても、実践しなければ何も変わりません。継続しなければ、効果は出ません。

「実践」と「継続」を続けていくと、習慣化します。

習慣化することによって、これまでは意識的に取り組みを行っていたことが、無意識的に行えるようになってきて、ぐんと楽になります。最初はたいへんですが、ぜひ何か1つでも自分の取り組みやすい方法を、まずは行動に移してみてください。

現代社会は、さまざまなストレスであふれかえっています。

IT化やマニュアル化が進み、仕事でもさまざまな面で効率化してきた一方で、ビジネスパーソン1人あたりが抱える業務量は増えています。また、職場内での連携やコミュニケーションが希薄になっている職場もあります。

企業や自治体、その他多くの組織の中でのメンタル疾患率が高くなり、みなさんも「うつ」などの話題を耳にすることが増えたと思います。

しかしそんな時代だからこそ、働く1人1人が**「自分らしい人生」**を送ろうとすることが大切です。

私がこれまで関わってきた人の中には、精神的な病気を抱え、仕事や日常生活を普通に送ることに苦労している人もたくさんいました。やむにやまれず、仕事を辞めるという選択をした人もいます。

メンタル不全で休職をして、いまだ社会復帰自体も果たせていない人もいます。

人の心は強くもあり、脆いものでもあります。ほんの少しの意識や、ほんの少しの行動の違いで、心の状態は大きく変わります。

そして、冒頭から何度も書かせていただきましたが、心の強さは一生変わらないものなのかといったら、そうではありません。

心の強さは、自分次第で変えることができます。

自分に自信が持てず、ストレスに過敏に反応してしまって、精神的に常にネガティブな状態にあった人が、少しの意識と少しの行動で、いきいきと仕事をし、充実した生活を送れるようになった場面を、私は何度も目にしてきました。

みなさんにもぜひ、充実した自分らしい人生を送っていただきたいのです。


では、自分らしい人生とはどのような人生なのでしょうか?

私が思う自分らしい人生とは、**「自分の『信念』や『価値観』、『夢』とギャップのない人生を送ること」**です。

そしてそのためには、**「心身共に健康で、働きがいを持ちながら仕事をし、自分のことを好きでいる」**ことが大事になってきます。

自分の心を強くするというのは、誰のためでもありません、自分自身のためです。安定した心の状態を手に入れ、仕事のパフォーマンスをあげ、成果につなげる。それにより、自分に対する評価や報酬が手に入れられる。それはとても大切なことだと思います。

でも、それだけではありません。自分の心を強くするということは、その人自身の人生を豊かにしていくための、大切な要素なのです。

みなさんが、自らの心を強くし、豊かな人生を手に入れてくださることを、心から願っています。

最後に、本書をつくるのに素敵なセンスで多大なるご尽力をいただいたディスカヴァー・トゥエンティワン編集部の大竹朝子さん・松石悠さん、執筆の基盤づくりに根気よくご協力いただいた同編集部三谷祐一さん、そして、本書を出すきっかけをいただいた日本能率協会コンサルティングの佐伯学さんに、厚くお礼を申し上げます。

相場　聖

ビジネスパーソンのための
折れないメンタルのつくり方

発行日　2018年6月15日　第1刷
　　　　2018年8月20日　第2刷

Author　相場聖
Illustrator　図解：TYPEFACE（森田祥子・青木寛・上原恵子・大槻ゆき）
タイプ分け：村山宇希（ぽるか）
Book Designer　小林祐司

Publication　株式会社ディスカヴァー・トゥエンティワン
〒102-0093　東京都千代田区平河町2-16-1 平河町森タワー11F
TEL　03-3237-8321（代表）　FAX　03-3237-8323
http://www.d21.co.jp

Publisher　干場弓子
Editor　大竹朝子　松石悠

Marketing Group
Staff　小田孝文　井筒浩　千葉潤子　飯田智樹　佐藤昌幸　谷口奈緒美　古矢薫　蛯原昇　安永智洋
鍋田匠伴　榊原僚　佐竹祐哉　廣内悠理　梅本翔太　田中姫菜　橋本莉奈　川島理　庄司知世
谷中卓　小木曽礼丈　越野志絵良　佐々木玲奈　高橋雛乃

Productive Group
Staff　藤田浩芳　千葉正幸　原典宏　林秀樹　三谷祐一　大山聡子
堀部直人　林拓馬　塔下太朗　木下智尋　渡辺基志

E-Business Group
Staff　清水達也　松原史与志　中澤泰宏　西川なつか　伊東佑真　牧野類　倉田華　伊藤光太郎
高良彰子　佐藤淳基

Global & Public Relations Group
Staff　郭迪　田中亜紀　杉田彰子　奥田千晶　李瑋玲　連苑如

Operations & Accounting Group
Staff　山中麻吏　小関勝則　小田木もも　池田望　福永友紀
Assistant Staff　俵敬子　町田加奈子　丸山香織　小林里美　井澤徳子　藤井多穂子　藤井かおり
葛目美枝子　伊藤香　常徳すみ　鈴木洋子　石橋佐知子　伊藤由美　小川弘代　畑野衣見　井上竜之介
斎藤悠人　平井聡一郎　曽我部立樹

Proofreader　文字工房燦光
DTP　朝日メディアインターナショナル株式会社
Printing　大日本印刷株式会社

ISBN978-4-7993-2305-2